Dr. Angela Fetzner

Die Alraune - Pflanze der Liebe Pflanze des Todes

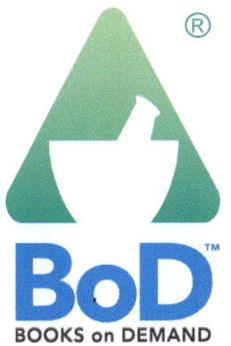

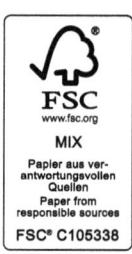

Bibliografische Information
der Deutschen Nationalbibliothek
Die Deutsche Nationalbibliothek verzeichnet
diese Publikation in der Deutschen National-
bibliografie; detaillierte bibliografische Daten
sind im Internet über http://dnb.dnb.de abrufbar.

© 2017-2019 Dr. Angela Raab geb. Fetzner
alle Rechte vorbehalten
3. Auflage 2014, 2017,2019
Herstellung und Verlag: BoD
Books on Demand,
Norderstedt
Umschlaggestaltung:
ZERO Werbeagentur, München unter
Verwendung von Motiven von shutterstock.com
Buchsatz: Michael Raab
Cover-Foto: © Comugnero Silvana
fotolia.com

ISBN 9783743175730

Inhaltsverzeichnis

Vorwort	5
Die Alraune – Pflanze der Liebe, Pflanze des Todes	7
Die Alraune - Pflanze des Lebens und des Todes	9
Gefahren-Hinweis	11
Verbreitung und Beschreibung der Alraune	13
Die Familie der Nachtschattengewächse	15
Die Alraune als Aphrodisiakum	19
Synonyme für die Alraune	23
Herkunft der Namen	25
Pharmakologisch wirksame Bestandteile	27
Liebestränke	34
Rauchwerk und Räucherung	40
Liebesapfel – Die Frucht der Alraune	43
Hexensalben	46
Die Sage vom Galgenmännlein	56
Ernte der Alraune – Die Sage vom schwarzen Hund	61
Nutzen und Verwendung der Alraune	67
Gefälschte Alraunen	73
Medizinische Anwendung der Alraune	79
Die Alraune in der Literatur	103
Epilog	123
Zur Autorin	124
Ein herzliches Dankeschön	125
Bücher von Dr. Angela Fetzner	125
Leseprobe – Die Betelkauer	126

*Schon duften die Mandragoren
Und über unsern Türen sind allerlei edle Früchte;
Heurige, auch fernige,
Hab ich, mein Lieber, dir aufbewahrt.*

(Hohelied 7,14)

Vorwort

Meine erste Bekanntschaft mit der Alraune machte ich als junges Mädchen im Rahmen meines Pharmaziestudiums – ich weiß es noch wie heute.
In der Vorlesung „Pharmazeutische Biologie" erwachte ich mit einem Mal aus meinem allmorgendlichen Dämmerschlaf, als der Professor begann, von der geheimnisvollen Alraune zu rezitieren.
Denn er erklärte uns nicht nur die chemischen Inhaltsstoffe dieser wunderbaren Pflanze, nein, er verriet uns noch allerhand weitere Besonderheiten dieser Pflanze.
Beispielsweise, warum es ausgerechnet ein schwarzer Hund sein musste, der die Wurzel dieser Pflanze aus dem Boden ausgraben sollte – als er das Geheimnis dieser Geschichte lüftete, lief mir ein leichter Schauder über den Rücken.
Augenblicklich war mein Interesse für diese magische Pflanze geweckt, und auch im Laufe der Jahre begegnete mir die Alraune immer wieder.
Ob in der Apotheke, wo die Mandragora vor allem in homöopathischer Aufbereitung vertrieben wird, oder im Rahmen meines späteren Studiums der Pharmaziegeschichte.

Und so reifte der Wunsch in mir, mich intensiver mit dieser mystischen Pflanze zu beschäftigen.

Nun trage ich die Hoffnung, auch Ihnen diese Pflanze näher bringen zu dürfen und Ihr Interesse dafür zu wecken.

Möge die Alraune wieder in altem Glanz erstrahlen und als das gesehen werden, was sie ist: Eine wunderschöne, aber gleichzeitig gefährliche Pflanze, die in den Händen von Unsachkundigen viel Unheil anrichten kann.

Tauchen Sie ein in die atemberaubende Geschichte der Alraune.

Die Alraune – Pflanze der Liebe, Pflanze des Todes

Mandragora – das ist der offizielle Name für die Alraune - schon dieser Name scheint 1000 Geheimnisse zu bergen und ein süßes Versprechen zu sein.

Gleichzeitig wirkt die Pflanze aber auch als drohender Unheilbote und als Omen für den bevorstehenden Tod.

Eine Pflanze zwischen Liebe, Leben und Tod.

Dem, der sie richtig anwendet, der um ihre Zauberkräfte, aber auch um ihre giftige Wirkung weiß, schenkt sie überwältigende Liebesfreuden und hervorragende Heilkünste.

Wer aber ihre giftige Wirkung unterschätzt oder ihre dämonischen Kräfte nicht ernst nimmt, dem wird die Pflanze zum Verhängnis, jede Art von Unglück oder gar der Tod werfen ihre Schatten voraus.

Gleichzeitig ist die Alraune ein Exempel dafür, wie eng Leben, Liebe und Tod im menschlichen Leben verknüpft und verbunden sind und wie nahe auch Glück und Unglück beieinander liegen können.

Alle existentiellen Ereignisse des menschlichen Lebens stehen im Zusammenhang mit dieser Pflanze und auch im Zusammenhang miteinander.

Es gibt kein Leben ohne Tod und umgekehrt keinen Tod ohne Leben. Wer leben will, muss sozusagen dereinst sein Leben als Tribut hingeben, an den Tod.

Andererseits stehen auch Liebesglück und Leben in einem klaren Konnex.

Durch die Liebe zweier Menschen kann neues Leben entstehen, in der nächsten Generation lebt so die vorherige weiter.

Gleichwohl wird auch versucht, durch Liebesglück und Sexualität den Tod auszuklammern und eine gewisse Unsterblichkeit zu erreichen.

Nicht umsonst wird eine große Liebe auch als unsterblich und ewig bezeichnet und eine Redewendung besagt, dass die Liebe Flügel verleiht.

Letztlich stellt auch der Sexualakt gewissermaßen ein Aufbegehren gegen Verfall und Tod dar, diesen unaufhaltsamen Ereignissen soll – wenigstens für einige Augenblicke - getrotzt und Einhalt geboten werden und stattdessen die Intensität des Lebens gespürt und festgehalten werden.

Sexualität stellt freilich auch eine Form der Obsession und Lebensgier dar, welche die Furcht vor Alter und Tod nehmen soll.

Die Alraune - Pflanze des Lebens und des Todes

Kaum eine andere Pflanze ist seit der Antike mit so vielen Mythen und Sagen verwoben wie die Alraune. Der sie umgebende Sagenkreis hebt sie aus der Fülle der Zauberpflanzen heraus und macht sie zu der vielleicht magischsten Pflanze überhaupt.

- Faszinierend und unheimlich zugleich.
- Verehrt und verteufelt.
- Aphrodisiakum und Omen des Todes.
- Heilmittel und Giftdroge.
- Glücksbringer und Unheilbote.
- Dem Göttlichen zugeordnet und den Teufel in sich bergend.
- Aus Sperma geboren und doch die Pflanze des Henkers und des Galgens.
- Fluch und Segen.
- Glücksbringer und Talisman.
- Liebeszauber und Potenzmittel.
- Heilmittel und Fruchtbarkeitsspenderin.
- Garant für Macht und Wohlstand.
- Teurer Besitz und guter Pflanzengeist.
- Jedoch auch böser Fluch und Sitz des Teufels.
- Gift und Mordwaffe.

– das alles war und ist die Alraune, die der Gestalt nach allein eine wunderschöne Pflanze ist.

Die Alraune gilt als Pflanze der Liebe, des Lebens und des Todes.

Was scheinbar konträr ist, steht doch als Mahnmal und Sinnbild dafür, wie eng Leben, Tod und Liebe im menschlichen Dasein verknüpft und verbunden sind - und wie nahe oft Glück und Unglück beieinander liegen. Alle existentiellen Ereignisse des menschlichen Lebens werden durch diese, die vielleicht magischste aller Pflanze, tangiert und stehen im Zusammenhang und unter dem Einfluss von dieser. Ihre dunkelsten Stunden erlebte die Alraune übrigens zu Beginn der Neuzeit, in den grauenvollen Zeiten der Hexenverfolgung. Der Besitz dieser Pflanze und die angebliche Herstellung von Hexensalben aus ihr diente als Rechtfertigung zur Verurteilung von zehntausenden unschuldiger Frauen und der anschließenden unbarmherzigen Verbrennung dieser armen Frauen auf dem Scheiterhaufen.

Nicht zuletzt aus diesem Grund ist es an der Zeit, dieser Pflanze ein würdiges Denkmal zu setzen, gleichzeitig aber nicht den Respekt vor dieser Pflanze zu verlieren, die hochgiftig ist und eine so gewaltige Macht besitzt.

Trotz der mittlerweile erfolgten Identifizierung ihrer Inhaltsstoffe, die viele ihrer Wirkungen erklärt, haftet der Alraune immer noch eine ganz besondere Aura des Geheimnisvollen an. So hat die Pflanze ihren Mythos und ihren Zauber auch in der heutigen, aufgeklärten Zeit nicht verloren.

Ich möchte Sie einladen, mich auf die Reise zur atemberaubenden Geschichte und zu den Geheimnissen dieser faszinierenden Pflanze zu begleiten.

Herzlichst Ihre Apothekerin Dr. Angela Fetzner

Gefahren-Hinweis

Ich möchte darauf hinweisen, dass die Alraune eine hochgiftige und gefährliche Pflanze ist, von eigenen Experimenten mit dieser Pflanze ist daher dringend abzuraten.

Die Gefährlichkeit der Alraune ergibt sich insbesondere aus ihrer engen therapeutischen Breite, d. h. die Bandbreite zwischen erwünschter aphrodisischer Wirkung und tödlicher Wirkung ist sehr schmal.

So kann man zwar oft einen himmlischen Trip erleben – nach einem solchen Trip gibt es aber häufig keine Rückfahrkarte mehr zurück ins Leben.

Alle dargestellten Rezepte dienen daher lediglich der Information des Lesers/der Leserin.

Nicht nur die Alraune ist hochgiftig – auch viele der in den Rezepturen aufgeführten anderen Pflanzen und Zutaten sind hochgefährlich, giftig und auch illegal.

Dies ist an den jeweiligen Textstellen nicht mehr einzeln vermerkt.

Daher ist es nicht ratsam, die aufgezeigten Rezepte – seien es Tränke, Weine, Schnäpse, Biere, Mixturen, Rauchwerk Räucherung und Salben - selbst anzufertigen und auszuprobieren.

Die Beschreibungen berufen sich meist auf überlieferte Rezepte, zu denen es keine aktuelle Stellungnahme gibt, insbesondere auch, wie die einzelnen Zutaten in Kombination miteinander wirken.

Wer trotzdem die Alraune oder andere genannte Pflanzen/Zutaten in gleich welcher Form anwendet, tut dies auf eigene Gefahr.
Die Autorin übernimmt keinerlei Haftung.

Ich hoffe, Ihnen mit diesem notwendigen Gefahrenhinweis nicht den Spaß und die Freude an diesem Buch verdorben zu haben.
Aber noch immer – oder auch gerade noch immer - gilt Paracelsus' berühmter Spruch: *„Alle Dinge sind Gift, und nichts ist ohne Gift; allein die Dosis macht, dass ein Ding ein Gift ist."*

Nun aber in medias res – lassen Sie uns die Geschichte der Alraune mit all ihren schönen und grausigen Geheimnissen beginnen.

Verbreitung und Beschreibung der Alraune

Aber was für eine Pflanze ist denn eigentlich diese sonderbare Mandragora, werden Sie vielleicht fragen. Und wo wächst diese, ich habe sie noch nie zu Gesicht bekommen.

Freilich macht es gerade einen Teil der Magie dieser Pflanze aus, dass man sie so selten antrifft und zu Gesicht bekommt.

Tatsächlich wächst die Gemeine Alraune wild im gesamten Mittelmeerraum von Portugal bis Griechenland und der Türkei, außerdem in Nordafrika und im Nahen Osten.

Sie liebt Sandboden und wächst bevorzugt an trockenen, sonnigen bis halbschattigen Standorten, beispielsweise an Wegen, in Olivenhainen, an Hängen und auf brachliegenden Feldern.

Alraunen sind niedrige, dem Boden geradezu verhaftete, mehrjährige krautige Pflanzen. Die Blätter bilden eine Rosette, deren gewaltiger Durchmesser bis zu 1,5 m betragen kann.

Die Pflanze an sich wirkt – im Gegensatz zu ihrer Wurzel - eher unscheinbar, die runzligen, eilanzettlichen Blätter ähneln derbem Rübenkraut oder auch Mangold.

Die Blütezeit ist im Frühjahr und im Herbst, die Blüten haben das charakteristische Aussehen der Nachtschattengewächse.

Die Blüten treten in verschiedenen Farben auf, weiß, weiß-grünlich, violett oder purpurn.

Die Früchte sind goldgelb bis gelborange und verbreiten einen erst angenehmen Duft, der nach einiger Zeit jedoch in einen üblen Geruch übergeht. Was die Menschheit seit Jahrtausenden an der Alraune fasziniert, ist jedoch nicht nur die Pflanze selbst, sondern vor allem ihr Unterbau, die imposante bis zu 60 cm lange fleischige Pfahlwurzel. Eben auch dieser Pfahlwurzel verdankt die Alraune ihren legendären Ruf als Zauberpflanze, da diese oftmals gegabelt ist und häufig Nebenarme und Windungen entwickelt, die nicht selten einer menschlichen Gestalt ähneln. Auch Parallelen mit einem menschlichen Phallus will man beobachtet haben.

Es gibt zwei offizielle Alraunenarten, Mandragora officinalis L. und Mandragora autumnalis Bertol. (Herbstalraune).

Die Alraunen gehören zur Familie der Nachtschattengewächse (Solanaceae) – dieser geheimnisvollen Pflanzenfamilie ist nachstehend ein eigenes Kapitel gewidmet.

Die Familie der Nachtschattengewächse

Die Familie der Nachtschattengewächse (botanischer Name Solanaceae) hat viele Vertreter, sie umfasst etwa 100 Gattungen, die Zahl der zugehörigen Arten wird mit etwa 2700 angegeben. Innerhalb der Familie gibt es sowohl wichtige Rausch- und Giftpflanzen, als auch Gemüse- und Zierpflanzen.

Die Gattungen der Nachtschattengewächse sind auf der ganzen Welt verbreitet - die Mannigfaltigkeit der Nachtschattengewächse Südamerikas übertrifft jedoch die aller anderen Kontinente. Die verschiedenen Gattungen kommen als verholzende oder krautige Pflanzen vor und können einjährig oder mehrjährig wachsen. Eine Rosettenbildung wie bei der Alraune ist selten.

Woher der Name Nachtschattengewächse rührt, ist bisher nicht sicher geklärt. Da viele Nachtschattengewächse aber viel Licht und Wärme zum Wachstum benötigen, tragen die Pflanzen ihren Namen jedenfalls nicht – wie man meinen könnte - wegen der Fähigkeit, im Schatten der Nacht zu wachsen und zu gedeihen.

Möglicherweise stammt der Name aus der Zeit des Mittelalters, da viele Nachtschattenpflanzen zur Milderung nächtlicher Albträume („Nachtschaden" war der gebräuchliche Begriff für Albtraum im Mittelalter) eingesetzt wurden.

Im Widerspruc
nen Ursprung a
Nachtschattenge
verursachen, da
wächse in der N
men, der bei en
schmerzen („Sch
Auch woher di
„Solanaceae" st
Linné von and
nicht sicher bek
doch eine Ableit
(erleichtern, mil
de Wirkung ge
Nachtschatteng
Viele Nutz- un
toffel, Aubergin
Entdeckung der
Europa gebrach
tiviert werden,
schattengewäch
Auch haben za
aus der Familie
Petunien, Lamp
nicht zuletzt w
wöhnlichen For
pas erobert. Sel
aufgrund ihrer
liebten Gartenp

Da der Solaningehalt in zeitgenössischen Kartoffelsorten durch entsprechende Kultivierung jedoch stark reduziert wurde, treten erste Vergiftungserscheinungen erst nach dem Verzehr von drei bis sieben Kilogramm ungeschälter roher Kartoffeln auf.

Sehr giftig sind dagegen die Tropanalkaloide, die in den Gift-, Rausch- und Zauberpflanzen aus der Gruppe der Nachtschattengewächse enthalten sind. So schlummert das Tropanalkaloid Hyoscyamin in Alraune, Stechapfel, Schwarzer Tollkirsche und Engelstrompete, während das Tropanalkaloid Scopolamin vor allem in der Engelstrompete, aber auch im Bilsenkraut, der Alraune und im Stechapfel vorkommt.

Dem Aufbau und der Wirkungsweise der Tropanalkaloide ist nachstehend ein eigenes Kapitel gewidmet.

Über die biologische Funktion der Alkaloide in Pflanzen ist noch wenig bekannt.

Gewiss wurden diese aber nicht geschaffen, um das Liebesleben der Menschen anzufeuern und diesen sexuelle Ekstase zu verschaffen – oder aber um Giftmördern ein Mittel an die Hand zu geben, um unliebsame Zeitgenossen zu beseitigen.

Mit Sicherheit weiß man aber, dass die Alkaloide den Pflanzen als Stickstoffspeicher und als chemische Abwehrfunktion bzw. Fraßschutz dienen.

Die Alraune als Aphrodisiakum

Die Suche nach Möglichkeiten, die Liebeslust zu steigern oder wieder anzukurbeln, ist so alt wie die Menschheit selbst.

Vieles, auch Sinnloses oder Gefährliches, ist versucht und ausprobiert worden, um einem erlahmten Liebesleben wieder auf die Sprünge zu verhelfen.

Auch der Gedanke, Affekte bei einer begehrten Person auszulösen und eine Frau oder einen Mann durch den Liebeszauber einer Pflanze für sich zu gewinnen und zu erobern, ist eine reizvolle Vorstellung, die bereits in vielen alten Schriften beschrieben wurde. Von daher ist es nicht verwunderlich, dass man seit Menschengedenken zahlreiche Anstrengungen unternahm, um entsprechende Liebesmittel – sogenannte Aphrodisiaka – in Pflanzen, Tieren und Mineralien ausfindig zu machen.

Aphrodisiaka sind definitionsgemäß Mittel zur Belebung oder Steigerung des sexuellen Verlangens und des sexuellen Lustempfindens.

Der Name stammt aus dem Griechischen und leitet sich von Aphrodite, der Göttin der Liebe, ab. Aphrodite war und ist das Symbol schlechthin für körperliche Liebesfreuden sowie geistige Liebe.

Medikamente zur Behandlung der erektilen Dysfunktion zählen nicht zu den Aphrodisiaka, da diese keine luststeigernde Wirkung besitzen und die Behandlung der Dysfunktion im Vordergrund steht.

Aber braucht man heutzutage überhaupt noch Aphrodisiaka, insbesondere solche aus dem Pflanzenreich? Haben nicht chemische Medikamente wie Viagra eine neue sexuelle Revolution ausgelöst? Haben diese Arzneimittel nicht alle Männer gleichsam in Supermänner verwandelt, die immer und überall ihrem Mann stehen können?

Nein, trotz oder gerade wegen Viagra und Co. herrscht in vielen Schlafzimmern gähnende Flaute. Und auch umfassender Aufklärung und lustvoller Pornos, in denen Männer und Frauen immer können und wollen, zum Trotz. Sex ist omnipräsent und vielleicht gerade deshalb nicht mehr geheimnisvoll und stimulierend. Im Gegensatz dazu steht eine tiefe Sehnsucht nach sexueller Erfüllung, die durch Pornos und chemische Mittel oft nur unzureichend gestillt wird.

Sicher, Viagra versprach Wunder und löste dieses Versprechen auch ein, genauso unromantisch zeigt es sich aber auf der anderen Seite.

Aber welcher Weg führt aus diesem Dilemma? Es ist ein Weg, der zu einer ganzheitlichen und umfassenden Sexualität führt, welche Körper, Seele und Geist gleichermaßen anspricht.

Es ist auch ein Weg, der uns die Sexualität mit allen Sinnen spüren und wahrnehmen lässt. Der uns in neue Dimensionen der Liebe und Erotik einweiht und uns den Horizont erweitern lässt.

Ein Weg, der uns den sprichwörtlichen Liebesrausch verspricht, uns von der Liebe berauschen lässt – und wer könnte dies besser bewerkstelligen als sogenannte Rausch- und Liebespflanzen?

Der Lust auf die Sprünge helfen und ihr etwas an die Hand geben. Was könnte da hilfreicher sein als eine Liebespflanze – welche direkt das Gehirn, unser größtes Lustorgan, angeregt und stimuliert? – Denn ein Großteil der Sexualität spielt sich nicht zwischen den Lenden, sondern in unserem Kopf ab.

Aphrodisiaka also als Boten und Diener der Lust.

Liebespflanzen erweitern das Bewusstsein und kurbeln die Macht der Fantasie an.

Erwecken erotische Gedanken und lösen sexuelle Fantasien aus.

Euphorisieren und erotisieren.

Regen den Geist an, erregen den Körper.

Liebespflanzen helfen, Abstand vom Alltag zu gewinnen und Stress auszuschalten.

Körper und Seele in Ein- und Gleichklang.

Eins sein mit sich und dem Partner.

Mit der Natur im Einklang sein, nicht im Widerspruch.

Liebespflanzen setzen den Verstand auf Sparflamme, alle Ratio ruht unter der Narkose einer berauschenden Pflanze.

Benebelt, berauscht, von einem Trip zum nächsten.

Gefangen in Fantasien.

Berührt und verführt.

Das Zepter aus der Hand geben, in einen Zustand der Willenlosigkeit gleiten, empfänglich für alles Schöne.

Neues wagen, Begierden nachgeben, Obsessionen befriedigen.

Grenzen überschreiten, geheime und versteckte Sehnsüchte ausleben.

Unergründliches ergründen.

Höhenflüge erleben.

Unwiederbringlich, einmalig und doch ewig.

All das erhofft sich der Mensch von Liebespflanzen, er will alle Gefühle aus- und erleben, Leidenschaft, Sinnlichkeit, Verlangen, Ekstase – dabei aber auch das Zauberhafte, Unergründliche und Geheimnisvolle bewahren.

Sinne und Sinnlichkeit müssen also wieder neu erweckt werden, in einer Zeit, in welcher der Mensch der Natur und sich selbst immer mehr entfremdet ist. Es gilt dabei, aktuelle naturwissenschaftliche Kenntnisse und die Schätze aus der Natur miteinander in Einklang zu bringen.

Gerade die Familie der Nachtschattengewächse und insbesondere die Alraune halten allerlei geheimnisvolle Liebeskräfte bereit.

Mögen wir uns also auf die Natur rückbesinnen und einer entzauberten Sexualität mittels pflanzlicher Aphrodisiaka wieder zu mehr Zauber und Sinnlichkeit verhelfen.

Synonyme für die Alraune

Synonyme in deutscher Sprache

Alraune, Mandragora, Hundsapfel, Zauberwurzel, Henkerswurzel, Wurzelknecht, Galgenmännchen, Folterknechtwurzel, Atzmann, Goldmännchen, Geldmännlein, Heckenmännchen, Armesünderblume, Dollblume, Dollwurz, Satansapfel, Menschenwurzel, Drachenpuppe, Dudaim, Erdmännchen, Erdmännlein, Hausväterchen, Kindleinkraut, Liebesapfel, Liebeswurzel, Allrüncken, Allraun, Friedelwurz, Galgenwurz, Goldmännchen, Hausväterchen, Heilmännchen, Malzapfel, Pissedieb, Pissdiebchen, Schlafapfel, Schlafbeere

Bezeichnungen in anderen Sprachen

Mandrake, Satan's Apple, Mandragore, Mano di Gloria, Mela canina, Pomo di cane, Mardami, giatya bruz

Kynospastos (griech.: die vom Hund Herauszuziehende, nach Claudius Aelianus),

Aglaophois (griech.: die im Dunkeln Leuchtende)

Herkunft des Namens „Atzmann"

Atzmänner sind Figuren, die zumeist aus Wachs oder anderen Materialien wie Lehm, Teig oder Holz geformt wurden und der mittelalterlichen Magie-Praxis dienten.

Man glaubte, dass die Figur und die dazugehörige Person in Wechselbeziehung stünden, weshalb man die Atzmänner entsprechend bearbeitete und hoffte, die erwünschte Wirkung möge sich auf die reale Person übertragen.

So gibt es Zeugnisse, dass Atzmänner am Spieß gebraten oder mit Gift bestrichen wurden. Es gab aber auch Atzmänner, die dem Liebeszauber dienten.

Bereits zur Zeit des Dioskurides waren zahlreiche Namen für die Alraune geläufig, wie der Autor in seinem Werk *De Materia Medica* schreibt:

„Die Mandragora – einige nennen sie Antimelon (an Apfels Stelle), andere Dirkaia, aus Kirkaia (Pflanze der Kirke), da die Wurzel als Liebesmittel wirksam zu sein scheint, auch Antimenion (dem Zorn entgegen), Bombochylos (Saft, der dumpfes Rauschen verursacht), Minos, die Ägypter Apenum, Phythagoras, Anthromorphon (die Menschengestaltige), […] die Römer Mala canina (Hundsäpfel), auch Mala terrestria (Erdäpfel)."

(De Materia Medica, IV, 76)

Die vielen Namen zeigen übrigens einmal mehr die große Bekanntheit und die Bedeutung der Alraune, der menschengestaltigen Zauberwurzel.

Herkunft der Namen

Alraune

Allein der Name Alraune deutet auf den mystischen Charakter dieses Gewächses hin, insbesondere, wenn man die Herkunft des Wortes Alraune kennt.

Das Wort setzt sich nämlich aus den althochdeutschen Wörtern *rûnen* (leise sprechen, heimlich flüstern) und *Al-* von Alp/Alb (althochdeutsches Wort für Albtraum, Nachtmahr. Im Albtraum werden die Schlafenden mit den Abgründen nächtlicher Dunkelheit konfrontiert) zusammen.

Möglicherweise ist auch die germanische Seherin Aurinia, von der Tacitus berichtet, Namensgeberin für die Alraune gewesen.

Mandragora officinalis

Auch die Herkunft des Namens Mandragora ist bisher nicht sicher geklärt, doch gibt es einige Erklärungsversuche.

So setzt sich der Name Mandragora möglicherweise aus dem griechischen Wort *mandra* = Hütte (oftmals Schäferhütte im Gebirge) und *agora* = Versammlung zusammen. Offenbar wächst die Pflanze häufig in der Nähe von Hütten.

Nach anderen Aussagen ist der Name noch älter und stammt vom persischen Wort *Mardum-giâ* = Menschenkraut ab.

Die früheste Erwähnung einer Pflanze mit ähnlichem Namen geht auf assyrische Keilschrifttafeln zurück, wo von einer Pflanze Nam-Tar-Gira - männliche Pflanze des Gottes der Plagen – die Rede ist.

Der Namenszusatz „officinalis" rührt daher, dass die Mandragora als Droge in der Heilkunde offizinell war, d. h. als Heilmittel anerkannt war und auch in Apotheken geführt wurde.

Pharmakologisch wirksame Bestandteile

Pharmakologisch wirksame Bestandteile

Die pharmakologisch wirksamen Bestandteile der Alraune sind mittlerweile zum Großteil identifiziert.

So enthält die Alraune als pharmakologisch wirksame Bestandteile die Tropanalkaloide Hyoscyamin und Scopolamin, wobei das Verhältnis von Hyoscyamin zu Scopolamin 18 zu 2,5 beträgt. Scopolamin wirkt grundsätzlich ähnlich wie Hyoscyamin, mit dem Unterschied, dass es zentral dämpfend wirkt, während Hyoscyamin erregend auf das Zentralnervensystem wirkt.

Die Alkaloide sind vor allem in der Wurzel enthalten (0,3-0,4 % Alkaloidgehalt), in geringerer Konzentration aber auch in den Blättern. Den höchsten Alkaloidgehalt besitzen die Pflanzen wahrscheinlich zur Blütezeit.

Aphrodisische Wirkung der Alraune

Die aphrodisische Wirkung resultiert aus der Erregung des Zentralnervensystems, Nervenimpulse werden blockiert.

Sexueller Rausch, erotische Fantasien und Träume von orgiastischen Festen mit grotesken sinnlichen Ausschweifungen sind die Folge.

Oft kommt es zu einer völligen Enthemmung und Willenlosigkeit, sowie zu einer erweiterten Zugänglichkeit für eigene und fremde Suggestionen. Anwender der Alraunenwurzel berichten ferner von starker erotischer Erregung bis hin zur Ekstase, einem gesteigerten Lustempfinden und euphorisierenden Effekten.

Weitere Erlebnisse sind Sinnestäuschungen mit erotischen Elementen, erhöhte Traumfähigkeit, insbesondere erotische Träume und Machtträume werden durchlebt.

Genüssliche Körpergefühle und Ausgelassenheit werden weiterhin als angenehm empfunden. Auch psychedelische Wirkungen mit Bewusstseinserweiterung und Erleben von Grenzerfahrungen zählen zu erwünschten Effekten.

Weitere psychoaktive Wirkungen sind Halluzinationen, visionäre Begegnungen, Rededrang und Sprechen mit nicht anwesenden Personen.

Von Tanzfreude bis hin zur Tanzwut wird berichtet, weiter von Gefühlen der Trance und Leichtigkeit.

Unangenehme Gedanken und Probleme werden ausgeschaltet, dagegen kommt es zu High-Gefühlen mit verstärktem Empfinden von Glück, Freude und Zuversicht.

Genießer der Alraune fühlen sich beschwingt und wie verwandelt, sie meinen, wie Vögel zu schweben. Sehr häufig sind Gefühle des Fliegens und des Schwebens mit großer Geschwindigkeit - ja sogar ein Fahrtwind wird beim scheinbaren Fliegen wahrgenommen.

Kribbeln auf der Haut und eine veränderte Wahrnehmung der Haut und des Körpers können die Vorstellung auslösen, dass Federn, Flügel oder aber ein Pelz wachsen. Manche der Anwender meinen, sich in Tiere wie Katzen, Eulen oder Gänse zu verwandeln. Sie glauben auch, mit Geistern oder Gespenstern zu verkehren.

Die Klarträume (luzide Träume) werden als sehr real erlebt, viele vom Rausch Erwachte glauben, die Ereignisse der Träume wirklich erlebt zu haben.

Dass ein Alrauntrip als sehr real erlebt wird, wusste übrigens schon Shakespeare (1564-1616), als er in *Macbeth* (1606) schrieb:

„Waren diese Dinge wirklich hier, wovon wir reden? Oder haben wir von der verrückten Wurzel gegessen, die die Vernunft gefangen nimmt?"

(Macbeth, I.iii, übersetzt nach Christoph Martin Wieland)

In der betreffenden Textpassage weiß Banquo – der mit Macbeth drei Hexen getroffen hatte – nicht mehr, ob diese Erscheinungen real waren oder auf Halluzinationen beruhten.

Parasympatholytische Wirkung der Alraune

Weiter antagonisieren die Tropanalkaloide als sogenannte Anticholinergika die Wirkung des körpereigenen Neurotransmitters Acetylcholin, indem sie die Nervenrezeptoren für den Botenstoff Acetylcholin blockieren.

Folge ist eine parasympatholytische (den Parasympathikus hemmende) Wirkung.

Durch die Hemmung des Parasympathikus kommt es zu folgenden Wirkungen:
- Beschleunigung der Herzfrequenz
- Beschleunigung der Erregungsweiterleitung am Herzen
- Weitstellung der Bronchien
- Weitstellung der Pupillen
- Stark verminderte Schweißbildung
- Verminderte Speichelbildung
- Hemmung der Magen-Darm-Peristaltik
- Erschlaffung der glatten Muskulatur
- Verminderte Sehfähigkeit
- Starke Lichtempfindlichkeit

Weitere zentrale Symptome

Gerade was die Wirkungen auf das Zentralnervensystem angeht, haben die Tropanalkaloide bei jedem Menschen unterschiedliche Effekte.

Grundsätzlich wirkt die Alraune jedoch stark halluzinogen und schlaffördernd.

Bei hohen Dosen und in Abhängigkeit von der individuellen Konstitution kommt es zur Erregung des Zentralnervensystems und zu einer Beschleunigung und Vertiefung der Atmung.

Der Berauschte wird laut, gesprächig, unruhig, lacht, scherzt und unterhält sich mit nicht anwesenden Personen. Er verliert jegliches Zeitgefühl, Orientierungsstörungen kommen dazu.

Weiterhin stellen sich psychomotorische Unruhe, Gleichgewichtsstörungen, Verwirrtheitszustände und Störungen im Ablauf der Muskelbewegungen ein. Oft kommt es zu Tobsuchtsanfällen, die sich mit Bewusstseinstrübungen abwechseln.
Auch bizarres, gewalttätiges Verhalten wird beobachtet.
Angstzustände, paranoider Wahn und verstärkte Muskeleigenreflexe stellen sich mitunter ein.
Schwindel, Doppeltsehen, optische Verwirrtheit, Orientierungsverlust und Akkomodationsstörungen gesellen sich dazu.
Sogar von Grand-mal-Anfällen, Amnesie, Ataxie und Zittern wird berichtet.
Die Halluzinationen gehen bei hohen Dosen in ein Delirium über. Typisch sind weiter völlige Orientierungslosigkeit, Gedächtnisverlust und Bewusstlosigkeit.
Weiter kommt es zu fortschreitender Atemlähmung und zum Abfall der Körpertemperatur, selten kommt es zu Koma und zum Tod durch Atemlähmung.

Periphere Symptome

Durch die starke Erweiterung der Blutgefäße kommt es zu einer intensiven Hautrötung, hierbei ist die Haut trocken, rot und fleckig.
Aufgrund der Hemmung der Speichelproduktion kommt es zu trockenen Schleimhäuten, weiterhin zu Schluck- und Sprachschwierigkeiten und zu einem quälenden Durstgefühl.

Die Beschleunigung der Herzfrequenz führt häufig zu Herzrasen.

Schwierigkeiten beim Wasserlassen (Miktionsstörungen) bis hin zu komplettem Harnverhalt sind weitere Nebenwirkungen.

Es kommt zu verzögerter Magenentleerung, im weiteren Verlauf dann zu Übelkeit und Erbrechen.

Vergiftung

Tödliche Dosen sind (insbesondere bei Kindern) bereits ab je wenigen mg Scopolamin und Hyoscyamin möglich, übliche letale Dosen sind für Scopolamin und Hyoscyamin je 80-100 mg.

Dies entspricht etwa 20 g der Alraunenwurzel.

Achtung!

Die Giftstärke der Alraune kann jedoch in Abhängigkeit von Faktoren wie ihrem Alter, ihrem Entwicklungsstadium und äußeren Bedingungen wie ihrem Wuchsort und der Stärke der Sonneneinstrahlung sehr stark variieren.

Aus diesem Grund schwankt der Gehalt der psychoaktiven Inhaltsstoffe sehr stark und die Wirkung der Alraune ist nur sehr schwer kalkulierbar.

Gegenmaßnahmen bei Vergiftungen

Bei Vergiftungen muss sofort ein Notarzt verständigt werden, der Vergiftete ist in eine Klinik einzuweisen.

Die Vitalfunktionen sind aufrecht zu erhalten und resorptionsverzögernde Maßnahmen sind einzuleiten.

Um eine drohende Atemlähmung zu verhindern, wird häufig künstlich beatmet.

Gegen Erregungszustände und Krämpfe wird Diazepam i.v. eingesetzt.

Weiterhin Gabe von Aktivkohle (über eine Magensonde) sowie von reichlich Flüssigkeit.

Symptomatische Therapie der peripheren, anticholinergen Symptome (Infusionstherapie, physikalische Fiebersenkung, Blasenkatheterisierung, Monitoring).

Bei Vergiftungen mit Tropanalkaloiden wird Physostigmin als Gegengift eingesetzt.

Physostigmin ist ein Indolalkaloid aus der Kalabarbohne, es ist ein direkter Gegenspieler der Tropanalkaloide. So ist Phystostigmin ein reversibler Cholinesteraseinhibitor und wirkt indirekt als Parasymphatomimetikum (d. h. die Wirkung des Parasympahikus wird verstärkt).

Durch die Hemmung der Acetylcholinesterase akkumuliert Acetylcholin an cholinergen Nervenendigungen.

Liebestränke

Liebestränke – auch Zaubertränke oder *Pocula amatoria* (Liebesbecher) genannt – sollen die Liebe einer begehrten Person entfachen oder auch die Libido bzw. die männliche Potenz steigern.

Liebestränke gehörten zu den populärsten Zaubermitteln überhaupt und erlebten in früheren Zeitaltern eine wahre Hochkonjunktur: Denn man glaubte rege an die Macht dieser die Liebe entfesselnden Getränke.

Schon im alten Ägypten wusste man um die Alraune als Aphrodisiakum. Besonders beliebt war ein mit Alraune versetzter Wein, der sehr berauschende und aphrodisische Kräfte besaß.

Der Papyrus Ebers, die älteste überlieferte medizinische Rezeptsammlung der Welt, empfiehlt beispielsweise einen aus Alraunenfrüchten, Milch, Honig und verschiedenen Kräutern gekochten Sud.

Auch die alten Griechen legten frische oder getrocknete Wurzeln in Wein ein und genossen so den Liebestrank.

Liebestränke wurden immer dann eingesetzt, wenn die Liebe eines angebeteten Menschen nicht einfach zu erreichen war - um diesem unhaltbaren Zustand abzuhelfen, wurde ein Liebestrank gebraut.

Angeblich soll so mancher Liebestrank auch tatsächlich Wunder gewirkt haben und beim Angebeteten Liebe ausgelöst haben.

Weiterhin versetzten sich viele Menschen mittels der Liebestränke in sexuelle Ekstase und nutzten die Tränke zur Potenz- und Luststeigerung.

Was die genaue Zusammensetzung der Liebestränke betrifft, ist man weitgehend auf Vermutungen angewiesen, da aus einsichtigen Gründen die Rezepturen so gut wie möglich geheim gehalten wurden.

Es ist aber anzunehmen, dass sämtliche im Mittelalter bekannte psychoaktiven Pflanzen wie Cannabis, Mohn und diverse Nachtschattengewächse in unterschiedlichen Mixturen eine Rolle gespielt haben. Vielfach war die Alraune als magische Pflanze in Liebestränken enthalten, daneben noch allerlei andere magische Pflanzen, die eine hohe Symbolkraft hatten.

Oft wurde zusätzlich ein bestimmtes Ritual durchgeführt, um die Wirksamkeit des Liebestrankes zu verstärken.

Natürlich zeigten die Liebestränke unterschiedliche Wirkungen je nach Rezept, Herstellungsverfahren und natürlichen Schwankungen der Inhaltsstoffe.

Einige der Liebestränke waren wirkungslos, andere bereiteten unermessliche Sinnesfreude, andere waren gar tödlich. Der Grat zwischen erwünschtem Rausch und grauenhaftem Höllenritt war sehr schmal.

Die Liebestränke erfüllten aber auch noch einen ganz anderen Zweck: Sie wurden auch der nicht zur Liebe zu bewegenden angeschmachteten Frau oder auch aus Eifersucht verabreicht, um hier die Unwillige auf einfache Weise ins Jenseits zu befördern. Liebestränke also für die „Liebste" oder auch für „aus Liebe" zu beseitigende Personen.

Wie viele Liebestolle selbst ihr Leben nach Genuss eines Liebestrankes gelassen haben oder aber anderen zu einem unnatürlichen Tod verholfen haben, darüber gibt es freilich keine genauen Chroniken.

Andererseits gab es aber auch völlig harmlose, wenn auch zumeist alles andere als appetitliche Gemische verschiedener Zutaten für die Liebestränke. Wollte etwa eine Frau einen Mann verführen, so verwandte die Liebesheischende als Ingredienzien häufig Katzen- oder Eselshirn, Menstruationsblut, gepulverte Schamhaare, Verliebtenschweiß und ähnliche Zutaten, die angeblich die Liebesglut schürten. Diese Substanzen waren freilich nicht nur unästhetisch, sondern konnten allein von ihren Bestandteilen keine gefühlsmäßigen Erregungen hervorrufen.

Wollte dagegen ein Mann eine begehrte Frau bezaubern, so stellte er beispielsweise ein Gemisch aus Turteltaubenherz, Hasenniere, Spatzenleber und Schwalbenleber her. Dazu kamen noch Wegwarte und Blutstropfen des liebestollen Manns.

Alkoholische Alraunengetränke – Wein, Bier, Met, Schnaps, Likör

Vielfach findet die Alraunenwurzel Verwendung, indem man sie pulverisiert und dann Bier, Wein oder Met zusetzt - die alkoholischen Getränke werden anschließend nach verschiedenen Verfahren weiterverarbeitet.

Für einen angenehmeren Geschmack können verschiedene Gewürze wie Zimt, Vanille, Kardamom oder Anis zugesetzt werden.

Meist werden keine Angaben zur Dosierung der Alraunenwurzel gemacht, da der Gehalt der Inhaltsstoffe der Alraunenwurzel stark variiert.

Alraunenwein

Etwa 25 g gemahlene Wurzel werden zu einer Flasche Wein hinzugegeben und dieser Ansatz wird über mehrere Wochen gelagert.

Von dem Alraunenwein sollte man maximal 50 bis 100 ml trinken. Besonders Retsina (geharzter griechischer Wein) soll für die Herstellung von Alraunenwein geeignet sein.

Dioskurides überliefert in seinem Werk *De Materia Medica* (ca. 78 n. Chr.) ein Rezept zur Herstellung von Mandragorawein:

„Zerschneide die Wurzel und gib eine halbe Mine (= 8 Unzen) in Leinen gebunden, in 1 Metretes (= 36,4 l) Most drei Monate lang, dann gieße den Wein um [...]. Er wird getrunken unter Zusatz von doppelt so viel Most."

(De Materia Medica V, 277)

Alraunenbier

Bereits im alten Ägypten wurde Alraunenbier getrunken, dieses wurde während der Hathor-Feste als enthemmendes Rauschmittel getrunken sowie zur Bewusstseinserweiterung, um göttliche Visionen zu erleben.

Außerdem wurde Alraunenbier bei den Ägyptern auch als Magenmittel verwendet.

Zur Herstellung von Alraunenbier wird 20 g der getrockneten Alraunenwurzel auf 10 l Flüssigkeit gebraut. Außer Gerstenmalz, Wasser und Hefe können zur Geschmacksverbesserung noch Zimt und Honig hinzugesetzt werden. Das Bier schmeckt am besten, wenn man es zwei bis drei Monate im dunklen Keller lagert.

Bereits 0,5-1 l Alraunenbier zeigt eine deutliche Wirkung.

Alraunenschnaps

Alraunenschnaps wird vor allem mit geschmacklosem Alkohol wie Korn oder Wodka hergestellt, in den die Alraunenwurzel eingelegt wird. Den Schnaps lässt man mehrere Wochen an einem dunklen Ort ziehen.

Licor de Mandrágora aus Spanien

Aktuell gibt es einen spanischen Mandragoralikör (Licor de Mandrágora), den man legal bspw. über das Internet erwerben kann.

Ob und wieviel Alraune der Likör, der aus dem spanischen Weinbaugebiet Navarra stammt, enthält, ist nicht deklariert.

Um Regressforderungen von Kunden zu umgehen, wird die Menge der zugesetzten Alraune jedoch eher sehr gering sein.

Diese Vermutung bestätigte sich bei mir auch nach Genuss des Mandragoralikörs, außer einer leicht euphorisierenden Wirkung, die sicher dem Alkoholgehalt von 45 vol. % geschuldet war, konnte ich keine weiteren berauschenden Effekte feststellen.

Immerhin lässt der stolze Preis von etwa 29,90 Euro für einen halben Liter Alraunenlikör sicher den einen oder anderen Verbraucher an eine stärkere Wirkung glauben.

Alraunentee

¼ bis ½ Teelöffel der zermahlenen Wurzel werden in einer Tasse Tee gekocht. Den Tee lässt man 10 Minuten ziehen, danach wird abgeseiht.

Da die wirksamen Alkaloide wasserlöslich sind, gehen sie vollständig ins Teewasser über und verleihen diesem seine halluzinogene und aphrodisische Wirkung.

Es wird allgemein geraten, nicht mehr als eine Tasse Tee zu trinken.

Rauchwerk und Räucherung

Rauchwerk

Das Rauchen der Alraunenwurzel stellt im Vergleich zur Einnahme von bspw. Liebestränken eine mildere Variante dar, auch ist der Rauch gut zu inhalieren.

Die psychoaktive Wirkung ist in diesem Fall sehr viel schwächer, von einer leicht enthemmenden Wirkung ist die Rede. Das Rauchen ist auch eine beliebte Möglichkeit, die Wirkung der Alraune kennenzulernen und sich langsam mit der Pflanze und den Rauscherlebnissen anzufreunden. Häufig wird hierbei langsam die Dosis gesteigert, die Gefahr einer Überdosierung ist damit nicht so groß, somit gilt das Rauchen als sicherste Variante, die Alraune zu genießen.

Die Wirkung tritt sofort ein, was als weiterer Vorteil gesehen wird.

Das Rauchwerk der Alraune galt und gilt noch immer als Vermittler zwischen Himmel und Erde und hilft, in den Zustand der Trance zu gelangen.

Nicht nur die Alraunenwurzel, auch die getrockneten Alraunenblätter werden geraucht, ähnlich wie Tabakblätter.

Räucherung

Zur Räucherung der Alraunenwurzel wird im Allgemeinen eine geringe Menge der Alraunenwurzel mit anderen Komponenten (z. B. Pfefferminze, Goldmohn, Steppenraute und Olibanum) gemischt.

Da die Alrauenwurzel beim Räuchern einen unangenehmen Geruch nach modriger Erde verbreitet, versetzt man sie meist mit wohlriechendem Olibanum. Auch andere aromatische Kräuter wie Minze und Beifuß können kombiniert werden. Ebenfalls können angenehm riechende Gewürze wie Zimt, Vanille, Muskat, Nelke und Anis zugesetzt werden.

Geräuchert wird entweder in einer Räucherpfanne oder in besonderen Gefäßen, in denen ein Holzkohlefeuer brennt.

Ein Rezept zur Räucherung der Alraunenwurzel ist im Picatrix gelistet. Der Picatrix ist eine 1256 auf Befehl von Königs Alfons von Kastilien angefertigte Übersetzung einer magischen Schrift eines spanischen Arabers aus dem 11. Jahrhundert. Der Picatrix gibt einen guten Überblick über das magische Wissen jener Zeit, das geprägt war vom Prinzip der Ähnlichkeit der Dinge sowie der Einheit von Mikro- und Makrokosmos.

Die Mandragora, die sich exzellent für magische Zwecke verwenden lässt, wird hierbei dem Saturn und dem Merkur zugeordnet.

Das Rezept des Picatrix nennt sich „die Räucherung Saturns":

Man nimmt je 50 Mitqual Mandragorafrüchte
Und Olivenblätter, getrocknet,
2 Mitqual Ricinusfrüchte,
5 Mitqual Kerne des schwarzen Myrobalanum und schwarze Kichererbsen getrocknet,
je 15 Mitqual Gehirn vom schwarzen Raben, Kranich oder schwarzer Katze getrocknet
und je 20 Mitqual Schweine- und Affenblut getrocknet

Anmerkung: Mitqual (Mithqual) ist eine Maßeinheit von 4,25 g.

In der Magie der Renaissance und im neuzeitlichen Okkultismus galt die Alraune dann als Räucherstoff, der unter dem Einfluss des Mondes stand.

Heutzutage wird die Alraune hauptsächlich (gemischt mit Olibanum) bei bestimmten Ritualen eingesetzt, zusammen mit Trommeln und beim Meditieren, um den Zustand der Trance zu erreichen. Zuvor wird die Wurzel getrocknet.

Eine Alraunenräucherung kann auch zur Behandlung von Kopfschmerzen eingesetzt werden.

Liebesapfel – Die Frucht der Alraune

Im Alten Testament wird die liebes- und fruchtbarkeitsfördernde Wirkung der Alraunenfrucht beschrieben.

Die Alraunenfrucht wird in der althebräischen Sprache des Alten Testaments Dudaim genannt, was Liebesapfel bedeutet.

„Ruben ging aus zur Zeit der Weizenernte und fand Liebesäpfel auf dem Felde und brachte sie heim zu seiner Mutter Lea. Da sprach Rahel zu Lea: gib mir von den Liebesäpfeln deines Sohnes. Sie antwortete: Hast du nicht genug, dass du mir meinen Mann genommen hast, und willst auch die Liebesäpfel meines Sohnes nehmen? Rahel sprach: Wohlan, lass ihn diese Nacht bei dir schlafen für die Liebesäpfel deines Sohnes. Als nun Jakob am Abend vom Felde kam, ging Lea hinaus ihm entgegen und sprach: Zu mir sollst du kommen, denn ich habe dich erkauft mit Liebesäpfeln meines Sohnes. Und er schlief die Nacht bei ihr. Und Gott erhörte Lea, und sie ward schwanger und gebar Jakob, ihren fünften Sohn."

(Genesis 30, Vers 14-17)

Lea macht sich also die fruchtbarkeitssteigernde Wirkung der Alraunenfrüchte indirekt zunutze, indem sie diese als Tauschware benutzt. Sie erkauft sich mit den Liebesäpfeln den Beischlaf mit ihrem Mann Jakob.

Auch Rahel wird nach dem Kauf der Liebesäpfel schwanger.

Hintergrund dieser Textpassage aus der Bibel ist der Betrug Labans, des Vaters von Rahel und Lea. Jakob verliebte sich in Rahel und versprach deren Vater Laban, ihm sieben Jahre zu dienen, wenn dieser ihm dann Rahel zur Frau geben würde. Laban nahm den Vorschlag an, nach sieben Jahren Dienerschaft gab Laban Jakob jedoch nicht die schöne Rahel zur Frau, sondern deren ältere und weniger schöne Schwester Lea – denn Lea musste der Sitte nach als älteste Tochter zuerst verheiratet werden und daher gab sich diese in der Hochzeitsnacht als ihre Schwester Rahel aus. Am nächsten Morgen entdeckte Jakob die Täuschung und stellte Laban zur Rede. Dieser erklärte jedoch lediglich, dass Jakob weitere sieben Jahre für ihn arbeiten müsse, um auch Rahel zur Frau nehmen zu dürfen. Jakob willigte aus Liebe zu Rahel ein, er bekam also beide Schwestern als seine Frauen, doch blieb ihm Rahel stets lieber als Lea.

Auch im Hohelied Salomons wird die Mandragora beschrieben, diesmal ist es ihr betörender Duft, der beschrieben wird. So ist anzunehmen, dass den Früchten und ihrem Duft eine wichtige Rolle als Aphrodisiakum zukam. Die wunderschöne Sulamit zieht mit ihrem Geliebten an einen Ort, wo Alraunen ihren Duft verströmen. Dort schenkt sie ihm ihre Liebe.

Sie hofft, dass der Duft der Alraune die Liebesglut ihres Partners anheize:

„Ich bin meines Lieben und nach mir geht sein Verlangen
Auf denn, mein Lieber, auf's Land wollen wir ziehen
[...]
Dort will ich Dir hingeben meine Minne
Schon duften die Mandragoren
Und über unsern Türen sind allerlei edle Früchte;
Heurige, auch fernige,
Hab ich, mein Lieber, dir aufbewahrt."
(Hohelied 7,14)

Auch im alten Volksglauben spielte die Frucht der Alraune eine wichtige Rolle. Besonders populär ist eine alte Sage, nach der Alraunenfrüchte einen Mann dazu verleiten, sich in eine Frau zu verlieben, wenn diese dem Mann am St. Agnes-Tag (am 20. Januar) Mandragoren überreicht.

Nicht überall hatten die Mandragoren aber einen guten Ruf. Nach der Islamisierung Arabiens wurden die Alraunenfrüchte dort als Teufelsäpfel, Teufelshoden oder Satansfrucht bezeichnet, da die Araber die Begierde, die durch die Alraunenfrüchte geweckt wird, für böse hielten.

Hexensalben

Hexensalben – andere Namen sind Flugsalbe, Buhlsalbe, Schlafsalbe, Unguentum Sabbati, Unguentum pharelis, Unguentum populi (Pappelsalbe), Unguentum somniferum (schlafbringende Salbe) – wurden bereits in der Antike erwähnt.

Ihre Blütezeit erlebten die Hexensalben allerdings im Mittelalter und in der frühen Neuzeit, wobei man zur Zeit der frühneuzeitlichen Hexenverfolgung unter einer Hexensalbe oder Flugsalbe eine Salbe verstand, mit der sich eine Hexe einrieb, um zum Hexensabbat zu fliegen.

Nach dem Volksglauben haben sich die Hexen die Salbe auf die Schleimhäute von Vagina und Darm aufgetragen. Bald darauf fuhren sie aus ihren erstarrten Körpern aus und flogen zum Hexensabbat, um dort eine hauptsächlich anal-erotische Orgie zu Ehren des Teufels zu feiern.

Es wurde damals gemunkelt, dass die Grundlage der Hexensalbe aus Leichenfett bestand, das aus den toten Körpern ungetaufter Kinder gewonnen wurde.

Um noch eins draufzusetzen, ließ man die Hexen – wie z. B. in Shakespeares (1564-1616) *Macbeth* (1606) beschrieben wird – den Salben besonders widerwärtige Zutaten wie Spinnen, Kröten, Schleim, Türkennasen und Fledermäuse zusetzen:

Zweite Hexe: *„Sumpf'ger Schlange Schweif und Kopf*
Brat' und Koch' im Zaubertopf
Molchesaug' und Unkenzehe
Hundemaul und Hirn der Krähe
Zäher Saft des Bilsenkrauts
Eidechsbein und Flaum vom Kauz
Mächt'ger Zauber würzt die Brühe
Höllenbrei im Kessel glühe."
(Macbeth, Akt IV, Szene I)

Freilich gab es auch bereits zu dieser Zeit zahlreiche Leute, die nicht dem Aberglauben anheim gefallen waren und denen schon in jener Zeit klar war, dass die angeblichen Luftfahrten der Hexen nichts anderes waren als Traumreisen oder Rauscherfahrungen, hervorgerufen durch die halluzinogenen Inhaltsstoffe der Salben.

Denn auch wenn man erst seit einigen Jahrzehnten die chemischen Verbindungen kennt, die für die Effekte der Hexensalbe verantwortlich sind: Ihre Wirkung war schon seit Jahrhunderten bekannt und der Kreis ihrer Anwender war ohne Frage nicht nur auf „Hexen" beschränkt.

Das älteste überlieferte Rezept einer Flugsalbe (*unguentum pharelis*) stammt übrigens von Johannes Hartlieb (1400-1468, Arzt, Hofdichter und Übersetzer des Spätmittelalters), der Arzt führt das Rezept in seinem Buch *Das puch aller verpoten Kunst, ungelaubens und der zaubrey* aus dem Jahre 1456 auf: Die Salbe besteht nach seinen Angaben aus fünf Teilen Solanum nigrum (schwarzer Nachtschatten) und zehn Teilen Papaver somniferum (Schlafmohn). Hieraus zieht man die Quintessenz und versetzt diese mit 200 Teilen Trägersubstanz. Dazu kommen sieben Pflanzen, die den sieben Planeten zugeordnet sind, und die am jeweils richtigen Wochentag gepflückt werden müssen.

Am Sonntag „Solsequium" (heute nicht mehr sicher bestimmbar), montags „Lunaria" (Mondviole), dienstags „Verbena" (Eisenkraut), mittwochs „Mercurialis" (Bingelkraut), donnerstags „Barba Jovis" (Jupiterbart), freitags „Capillus Veneris" (Frauenhaar-Farn).

Samstags kommen dem Kontext nach Giftpflanzen wie Mandragora, Bilsenkraut oder Tollkirsche in Frage. Die Kräuter werden getrocknet, zerstoßen oder zerrieben und nochmals mit Vogelblut und Tierschmalz als Trägersubstanz zu einer Paste verarbeitet.

Obwohl der Arzt Hartlieb ein Kritiker der Zauberei und des Aberglaubens war, berichtet auch er von einer Hexensalbe, die bei ihm allerdings nicht auf den Körper appliziert wurde, sondern an Fluggeräten wie bspw. Bänken, Stühlen, Rechen oder Ofengabeln, auf denen die Hexen dann durch die Luft reiten.

Der Universalgelehrte Giambattista della Porta (1535-1615) unternahm in seiner naturphilosophischen Schrift *Magiae naturalis sive de miraculis rerum naturalium* (1558) erstmals den Versuch, die Hexensalbe anhand ihrer Zutaten naturwissenschaftlich zu beschreiben. Er will die Hexensalbe auch im Selbstversuch ausprobiert haben und beschreibt die Hexenflüge als reine Halluzinationen – aus diesem Grund war della Porta starken Anfeindungen der Hexenverfolger ausgesetzt und geriet letztendlich in die Mühlen der Inquisition.

„Das Fett eines Knaben in Erzgefäßen gekocht, wird von Wasser abgeschöpft; dazu wird nun noch Anderes getan, Eleoseliunum, Eisenhut, Pappelblätter, Ruß. Oder in anderer Weise Sium, Acorum, Pentaphyllon, Nachtschatten mit Öl und Blut von Fledermäusen verbunden. Beim Gebrauche werden zuvor die Glieder bis zur Röte gerieben; dann wird die Salbe aufgetragen, und gleichfalls eingerieben, damit sie schnell weggesogen, ihre Wirksamkeit um so kräftiger äußern könne."

(Magia naturalis 2,26)

Ein entschiedener Gegner des Aberglaubens und der Hexenverfolgung war z. B. auch der Arzt Johann Weyer (1515-1588,), der Hexenflüge für reine Halluzinationen hielt. Weyers Werk *De praestigiis daemonum* (Über die Blendwerke der Dämonen, 1563) wurde von den Befürwortern der Hexenverfolgungen aufs Schärfste kritisiert und landete schließlich auf dem Index der verbotenen Bücher. Weyer geht in seinem Werk mutig gegen die Hexenverfolgung an, beschreibt sie als „grobe und unverschämte Lügen/ lautere einblasung des Teuffels/ und loser aberglaube".

Seine Thesen stützt er beispielsweise – wie seinem Buch *De praestigiis daemonum* (Über die Blendwerke der Dämonen, 1563) zu entnehmen ist - auf die Beobachtung einer alten Frau, die sich bereit erklärt hatte, eine Hexensalbe vor Weyer und seinen Freunden zu applizieren: Durch einen Türspalt hatten diese die Einsalbung mitangesehen - nach der Einsalbung war die Alte wie ein Stein zu Boden gefallen und in einen tiefen Schlaf versunken. Daraufhin hatten die Männer die Schlafende verprügelt, was diese aber gar nicht gemerkt hatte.

Nach dem Erwachen erzählte sie, wie sie über Berg und Tal geflogen sei, von dieser Meinung ließ sie sich von nichts und niemanden abbringen. Die Hexensalben ermöglichten es also vor allem den Frauen, dem damals alles anderen als angenehmen und einfachen Alltag zu entfliehen und unausgelebte Träume zu realisieren – oder wenigstens an deren Realisierung zu glauben.

So stellten die Hexensalben für viele Frauen ein geeignetes, wenn auch mitunter gefährliches Fluchtmittel aus ihrem trostlosen Alltag dar, man kann die Salben geradezu als Genussmittel der armen Leute bezeichnen.

Was die Zusammensetzung der Hexensalben betrifft, so ist man weitgehend auf Vermutungen und Spckulationen angewiesen, da aus einsichtigen Gründen die Rezepturen so gut wie möglich geheim gehalten wurden. Es ist aber anzunehmen, dass sämtliche im Mittelalter bekannte psychoaktive Pflanzen wie beispielsweise Eisenhut, Cannabis, Schlafmohn, Schierling, Fliegenpilze und Spanische Fliegen in unterschiedlichen Mixturen zum Einsatz kamen. Weitere Bestandteile waren etwa Hauswurz, Petersilie, Sellerie und Beifuß, auch Baldrian, Katzenminze und Taumellolch kamen zum Einsatz.

Hauptbestandteile der Hexensalben dürften verschiedene Nachtschattengewächse wie Stechapfel, Tollkirsche, Bilsenkaut, bittersüßer Nachtschatten und natürlich auch die Alraune gewesen sein.

Rauschhafte Visionen und erotische Fantasien sind nach Applikation der in den Nachtschattengewächsen enthaltenen Alkaloide Hyoscyamin und Scopolamin weit verbreitet.

Auch Vorstellungen wie die, sich in die Lüfte zu erheben, tauchen häufig in den induzierten deliranten Zuständen auf. Die Halluzinationen des Fliegens und auch die sexuellen Orgien muten dabei sehr realistisch an. Die „Hexen" waren felsenfest davon überzeugt, ihre Träume tatsächlich erlebt zu haben.

Die fetten Salben, deren Grundlage häufig Schweineschmalz war, ermöglichten eine gute Aufnahme der Bestandteile durch die Haut und damit eine optimale Wirkung. Zudem wurden die Salben meist auf gut durchblutete Körperstellen, wie Achselhöhlen, Kniekehlen aufgetragen. Auch vaginale und rektale Applikationen waren sehr gängig.

Auch Krötenfett und Vogelblut bildeten mitunter die Salbengrundlage, bisweilen ist auch von Menschenfett die Rede, welches jederzeit von Henkern erworben werden konnte.

Im Zusammenhang mit den Hexensalben kommt man nicht umhin, auch eines der dunkelsten und gleichzeitig spannendsten Kapitel der deutschen Geschichte aufzuschlagen. Ausgerechnet – oder gerade – die Kirche verfällt gegen Ende des Mittelalters und zu Beginn der Neuzeit in grotesker Weise dem Aberglauben, insbesondere dem Glauben an Hexerei, Verschwörungstheorien, dem bösen Blick und anderem bösem Zauber.

An vorderster Front kämpfte der Dominikaner Heinrich Kramer (1430-1505, Inquisitor, Hexentheoretiker, Autor des Hexenhammers) gegen Hexenzauberei und Teufelspakt, seine Theorien brachten unzähligen Frauen grausame Folter und einen anschließenden Tod auf dem Scheiterhaufen.

Kramer wurde durch sein höllisches Machtwerk *Malleus Maleficarum* (Hexenhammer, 1487) zum unerbittlichen Inquisitor und zum Wegbereiter der Hexenverfolgung der frühen Neuzeit. Der Hexenhammer nimmt ganz konkrete Flüge an, im zweiten Teil seines Werks beschreibt Kramer dann, wie sich Hexen mit Hilfe der Salbe in die Luft erheben. Um Flugsalbe herzustellen – so die Theorie - schlachten Hexen insbesondere ungetaufte Kinder und kochen dann deren Fleisch in einem Kessel.

Die festere Substanz, die sich am Boden des Kessels befindet, diene als Hexensalbe, mit der die Hexen Sessel und anderes Fluggerät einschmierten, um sich alsdann in die Lüfte zu erheben.

Häufig wird die Hexensalbe aber auch direkt vom Teufel überreicht.

Beim Hexensabbat ergötzten sich die Hexen vor allem beim – von der Kirche verbotenen - Anal- und Oralverkehr mit dem Teufel in persona, weiterhin vergnügten sie sich homoerotisch mit anderen Hexen. Es wurden beim Hexensabbat also von Kramer genau die sexuellen „Perversionen" angenommen, die verboten waren, da diese nicht der Fortpflanzung dienten – sexuelle Betätigung als Lustgewinn war zu dieser Zeit in keiner Weise erstrebenswert.

Obwohl auch Männer Hexerei ausüben können, sind hauptsächlich Frauen die Zielgruppe von Kramers Vernichtungsprogramm - in frauen- und sexualfeindlicher Manier bringt er Unheil über Zehntausende von Frauen.

Dass Kramer ein Frauenverachter par excellence war, wird durch viele Aussagen im Hexenhammer deutlich. Eine Passage lautet etwa:

„Frauen sind der Feind der Freundschaft, eine unausweichliche Strafe, ein notwendiges Übel, eine natürliche Versuchung, eine begehrenswerte Katastrophe, eine häusliche Gefahr, ein erfreulicher Schaden, ein Übel der Natur."

Obwohl Angehörige aller sozialen Schichten vehement gegen den Hexenhammer protestierten, gelang es ihnen nicht, der unheilvollen Allianz von Aberglauben, Denunziantentum und richterlichem Sadismus Einhalt gebieten zu können.

Prediger schürten den Aberglauben immer weiter, beispielsweise auch durch die Herausgabe von Zeitungen über den Teufel und Gespenster.

In vielen Hexenprozessen wird der Angeklagten der Besitz von Alraunen – aus dieser Zeit stammt auch der Begriff Hexenkraut für Alraune - zur Last gelegt. Die Alraune ermögliche den Hexen – so lauteten die Vorwürfe - ihre Flüge zum Bocksberg, wo Orgien und Kopulation mit dem Teufel stattfänden.

So brachte die Verwendung der Alraune als magische Pflanze – ob nun wirklich oder nur angeblich angewendet – zahllosen Frauen Unglück und schließlich ein qualvolles Ende auf dem Scheiterhaufen.

Oft wurde die Beschuldigte aber auch mit Hexensalbe eingerieben, damit sie bereitwillig Auskunft gab - oder um die Aussage während des Verhörs in die gewünschte Richtung zu bringen, hin zum Geständnis der Buhlschaft oder eines Pakts mit dem Satan.

Auch unter Folter gaben viele Frauen schließlich angebliche Hexenflüge und Kopulation mit dem Teufel zu.

Die Inquisitoren ergötzten sich an den Berichten, lockten mittels Folter immer neue Geständnisse aus den Frauen heraus. Richter und Inquisitoren gierten regelrecht danach, ungeheuerliche und vor allem sexuelle Details zu erfahren und weideten sich an diesen Erzählungen. Diese unheilvolle Verbindung von aufgestauter Sexualität und brutalem Sadismus wurde so vielen Frauen zum Verhängnis.

Um Beweise liefern zu können, wurden die Hexen sogenannten Hexenprüfungen unterzogen: Foltermöglichkeiten gab es hierfür zahlreiche, wobei eine Methode grausamer als die andere war: Nadelprobe, Wasserprobe, Feuerfolter, Daumenschrauben, eiserne Jungfrau – dem Erfindungsreichtum und der Grausamkeit der Inquisitoren waren keine Grenzen gesetzt.

Dabei hatten die Prozesse einen überwiegend obszönen Schaucharakter, die Vermischung von religiösem Fanatismus und aufgestauter Sexualität war nicht zu übersehen. Bei vielen der sogenannten Untersuchungen kam es zusätzlich zu Missbräuchen und sexuellen Eskapaden.

Die Sage vom Galgenmännlein

Erst relativ spät, im 15. oder 16. Jahrhundert, wurde ein neues Element in den mitteleuropäischen Alraunenglauben aufgenommen: Die Entstehung der Alraune unter einem Galgen, und zwar aus dem Samen oder dem Urin eines Gehängten.

Das Kräuterbuch von Otto Brunfels (1530er Jahre) gilt als eine der ersten Quellen für die Auffassung, die Alraune wachse unter einem Galgen.

Wie kann es sein, dass eine so zaubermächtige und wundervolle Pflanze wie die Alraune mit einem so schändlichen und frevelhaften Vorgang wie dem Hängen und einem Element wie dem Galgen in Verbindung gebracht wird, fragen Sie vielleicht voller Entsetzen. Tatsächlich ist eine solche Denkweise für den modernen Menschen kaum noch nachvollziehbar.

Man muss diese Vorstellung aber aus ihrer Zeit heraus sehen, denn die Sagenbestandteile rund um den Galgen und den Gehängten gehen auf kultische Rituale der Germanen zurück, in der Hängen eine geheiligte Handlung war, durch die der Gehängte zauberkräftig gestärkt wurde.

Man glaubte auch, dass der Gehängte durch sein vorzeitiges Ableben noch viel Lebensenergie in sich trug, die in den Boden überging, wo sie von Pflanzen wie der Alraune aufgenommen wurde.

Bei den Germanen war es gang und gäbe, den Göttern Opfer zu bringen, so hängten sie Menschen und Tiere in ihren heiligen Hainen auf.

Die germanischen Rituale kommen auch durch strenges Einhalten von Regeln und Ritualen bei der Hinrichtung zum Ausdruck, z. B. durch die exakte Festlegung von Ort und Zeit der Hinrichtung.

Das Henken war damals die am meisten verbreitete Hinrichtungsmethode, eine Strafe, die fast nur an Männern vollzogen wurde, meist für Diebstahl, Raub oder Mord. Man muss davon ausgehen, dass die Hängetechnik der damaligen Zeit meist zu einem qualvollen Erstickungstod führte. So gab es Fälle, in denen der Gehängte erst nach einer halben Stunde qualvollen Todeskampfes starb. Das schauerliche Schauspiel des Sterbens wurde oft noch dadurch gesteigert, dass der Gehängte bei den öffentlichen Hinrichtungen zur besonderen Schande und Demütigung entkleidet wurde. Und damit nicht genug: Man ließ den Toten hängen, bis sein Körper verwest oder von Vögeln aufgefressen war.

Diese Inszenierung der Hinrichtung diente zum einen sicherlich zur Abschreckung und damit der Prävention von Verbrechen – in nicht geringerem Maße aber wollte man dem Volk „Brot und Spiele" zukommen lassen – in einer Zeit, in der die meisten Menschen weder lesen noch schreiben konnten, dienten solch' sarkastische Vorführungen dazu, die Schaulust des Volkes zu stillen.

Während der Hinrichtung wurde durch die Entkleidung der Verurteilten deutlich sichtbar, dass es bei vielen Gehängten in den letzten Augenblicken ihres Lebens zu Erektionen, Ejakulationen und zum Urinieren kam.

Diese bizarren Phänomene konnten von schaulustigen Voyeuren, die sich am Unglück der Delinquenten weideten, bis ins kleinste Detail beobachtet werden.

Splitternackt aufgehängt, am Kreuzwege, oft auch auf Hügeln, waren die zum Tode Verurteilten weithin sichtbar und lockten Schaulustige von nah und fern an. Zahlreiche Zuschauer ergötzten sich an diesen makabren Geschehnissen rund um die Hinrichtung und das Sterben des Verurteilten.

Wie aber sind solche Phänomene der Erektion und Ejakulation bei einer Hinrichtung erklärbar? – denn erotische Gedanken oder gar sexuelle Stimulation verspürte der zum Tode Verurteilte in seinen letzten Momenten mit Sicherheit nicht. Mittlerweile weiß man aber das Phänomen der Erektion und Ejakulation beim Erhängen physiologisch zu erklären: Beim Erhängen kommt es während der ersten Phase des Erstickens durch den Verschluss der Halsvene und –arterien zu einer Unterversorgung des Gehirns mit Blut und Sauerstoff, was zu Bewusstseinsverlust und Krämpfen führt. Während dieser konvulsivischen Zuckungen kann es tatsächlich zu unwillkürlichem Kot- und Urinabgang sowie auch zu Erektionen und Ejakulationen kommen.

Diesem wundersamen, nicht durch erotische Betätigung gewonnenen Samen wurden Zauberkräfte nachgesagt, denn man war der Ansicht, dass Sperma der Sitz der Seele sei.

Man glaubte, wenn dieser Samen die Erde benetze, befruchte er sie. Die so befruchtete Erde galt als besonders wertvoll, war sie doch ein idealer Nährboden für Zauberpflanzen wie die Alraune.

Generell nahmen unter den vorzeitig Verstorbenen die Hingerichteten eine besonders wichtige Stellung ein. Denn man glaubte, dass vor der Zeit Verstorbene noch viel Lebensenergie in sich trügen, denn deren Körper waren noch nicht verbraucht und von Alter oder Krankheit ausgezehrt, zudem sprach man den Gehenkten Heil- und Zauberkräfte zu. Die besten Alraunen gedeihen der Sage nach, wenn der Gehängte kein dahergelaufener Galgenvogel war, sondern ein Erzgauner, ein Meister seiner Zunft, der seine Schandtaten bereits im Mutterleib plante.

Bemerkenswert war auch der Gedanke, dass die letzte Lebensenergie der Gehenkten in die Alraune übergeht, auch ihre „sexuelle Entstehung" aus dem Sperma des Gehenkten ist eine Besonderheit – auch durch diese Entstehung haftet der Alraune etwas Menschliches an. Durch ihre besondere Entstehung steht die Alraune zwischen Natur und Mensch sowie zwischen Leben und Tod, und verbindet diese Bereiche miteinander – so war die Vorstellung.

Wird die Wurzel mit Hilfe verschiedener Rituale zum Leben erweckt, entsteht aus ihr das Galgenmännlein, eine Wurzel von besonderer Zauber- und Heilkraft. Diese Wurzel war das mächtigste Aphrodisiakum und Amulett.

Die Menschen des Mittelalters und der frühen Neuzeit glaubten weiter, Körperteile und Knochen von Hingerichteten würden Glück und v. a. Gesundheit bringen. Henker und fahrende Händler machten sich diesen Glauben zunutze und handelten mit Körperteilen, Galgenholzsplittern, Galgenstricken und – nägeln, und auch mit Pflanzen, die am Galgenberg wuchsen.

Diese Waren wurden für allerlei medizinische und zauberische Zwecke verwendet, ja sogar Autoren medizinscher Bücher empfahlen bisweilen derart gewonnene Heilmittel.

Ernte der Alraune – Die Sage vom schwarzen Hund

Viele der Sagen über die Alraune ranken sich um die Ernte der Pflanzenwurzel.

Ein Grund hierfür mag auch sein, dass die verzweigten Wurzeln bis zu 50 cm tief ins Erdreich ragen und sich nur mit Mühe aus der Erde herausbugsieren lassen. So reißt die Wurzel beim Versuch, sie aus dem Erdreich zu ziehen, häufig von ihrer Blattrosette ab. Man sagt deshalb auch, der Erdboden hält die Wurzel an ihren Füßen gefesselt in der Erde.

Deshalb ist es nicht verwunderlich, dass sich im Laufe der Zeit viele makabre Geschichten und merkwürdige Zeremonien rund um die Gewinnung der Zauberwurzel bildeten.

Erste Angaben zur Ernte der Alraunenwurzel sind in Theophrasts (ca. 371-287 v. Chr., griechischer Philosoph und Naturforscher) Geschichte der Pflanzen zu finden. Die geeignete Methode zur Ernte der Alraune sei – so schreibt Theophrast - diese zunächst dreimal mit dem Schwert zu umschreiben. Dann stelle man sich mit dem Gesicht nach Westen vor die Pflanze und beginne zu graben.

Während des Abschneidens der Wurzel sollen bestimmte Zeremonien stattfinden, bei der ein Helfer im Kreis umhertanze und von den Freuden der Liebe spreche: *„Man soll, so wird gesagt, drei Kreise mit dem Schwert um die Alraune ziehen und sie, mit dem Gesicht nach Westen gewandt, schneiden. Währenddessen muss ein Gehilfe umhertanzen und viel von Liebesdingen reden."* Theophrast äußerst sich jedoch kritisch zu diesen Vorstellungen, wenn er sagt: *„Das alles, wie gesagt, scheint ungereimt zu sein"*.

In der folgenden Zeit ist die Pflanze dann nicht nur störrisch, sondern äußerst gefährlich, sogar schon eine Berührung kann den Tod bringen. Um sich zu schützen, müssten bestimmte Regeln eingehalten werden. So sollte man die Erde rings um die Wurzel so weit abgraben, bis nur noch ein kleines Stück Wurzel im Boden stecke, dann wird ein Hund an ihr festgebunden. Wenn dieser seinem Herrn folgen will, reißt er dabei zwangsläufig die Wurzel aus und muss auf der Stelle sterben, stellvertretend für seinen Herrn, der die Pflanze mitnehmen will.

Der Hund wird alsdann die Beute des Teufels - das Opfer musste auf jeden Fall ein völlig schwarzer Hund sein, da dieser die Grenze zwischen Leben und Tod symbolisiert.

Hatte man alle Vorsichtsmaßnahmen eingehalten und hatte man selbst überlebt, konnte die gewonnene Pflanze gefahrlos mitgenommen werden. Dann war es geschafft, das Glück zeigte sich hold, denn nun konnten nur noch die Zauberkräfte der Pflanze wirken, der Dämon hingegen war durch das Opfer des Hundes besiegt worden.

Ähnliche Vorstellungen bezüglich des Ausgrabens der Wurzel hat der jüdisch-römische Autor Josephus Flavius (37-93 n. Chr., jüdischer General und Geschichtsschreiber). In seinem Werk *Bellum Judaicum* (Der Jüdische Krieg) berichtet er, dass in einem Tal nahe dem Toten Meer eine wundersame Pflanze wächst, die nachts ein leuchtend rotes Licht ausstrahle und sich entferne, sobald man versucht, sich ihr zu nähern. Nur mit bestimmten Tricks könne man sie zum Bleiben bewegen. Auch sei es schwierig, sich einer Alraune zu nähern, weil sie sich immer wieder abwende. Erst wenn sie mit Urin oder Menstruationsblut besprengt werde, könne sie herausgezogen werden:

„Sie ist flammend rot von Farbe und wirft des Abends rote Strahlen aus; sie auszureißen, ist sehr schwer, denn den Nahenden entzieht sie sich und hält nur still, wenn man Urin oder Blutfluß [Menstruationsblut] drauf gießt".

(Bellum Judaicum VII, 6,3, 177-189)

Bei Josephus Flavius hat die Sage vom schwarzen Hund wohl auch ihren Ursprung. Der Autor berichtet anscheinend erstmals davon, dass jeder, der eine Alraunenwurzel ausgrabe, sterben müsse. In aller Ausführlichkeit berichtet Flavius weiter davon, dass man die Wurzel von einem schwarzen Hund aus der Erde ziehen lassen müsse, der dann als stellvertretendes Opfer zugrunde gehe: Hierzu müsse ein Hund dazu angetrieben werden, die Wurzel auszurupfen, indem man diese mit dem oberen Teil an dessen Schwanz festbindet. Sich selbst postiere man in sicherer und gehöriger Entfernung und locke alsdann den Hund mit einem Stück Brot oder Fleisch zu sich. Sobald dieser seinem Herrn folgt und dabei die Alraunenwurzel mit dem Strick ausreißt, sei der markerschütternde Schrei der Mandragora zu vernehmen, worauf der arme Hund auf der Stelle tot hinstürze.

Das Ritual des Ausgrabens wurde nach und nach ausgebaut: Der Hund müsse zuvor gehungert haben und außerhalb seiner Reichweite sei ihm Fleisch vorzusetzen. Vom Hunger getrieben, würde der Hund die Wurzel aus dem Boden zerren, und sofort sterben, sobald er die Sonne sehe. Er müsse alsdann nach einem speziellen Ritus begraben werden.

Später heißt es dann, die Wurzel könne nur zur Mitternachtsstunde in der Johannisnacht geerntet werden, andere Quellen benennen als idealen Zeitpunkt der Ernte den Freitag vor Sonnenaufgang.

Außerdem soll man die Ohren mit Baumwolle, Pech oder Wachs verstopfen und drei Kreuze über der Alraune schlagen. An manchen Stellen genügte aber nicht mal das Verstopfen der Ohren, man musste den Schrei der Alraune, der Menschen töten soll, noch zusätzlich durch Trompetenblasen übertönen. Wer dies nicht tat, konnte sich gleich neben dem Hund begraben lassen.

Die Wurzelgräber wussten freilich noch viele weitere Geschichten von der gefährlichen Ausgrabung der Alraune zu erzählen, damit es niemand wagte, sich selbst eine Wurzel aus der Erde zu graben. Schließlich wollten die Wurzelgräber sich das blühende Geschäft mit den Alraunenwurzeln von niemandem verderben lassen. Und so waren diesen auch die Sagen rund um die gefährliche Ausgrabung und den Todesschrei der Mandragora mehr als willkommen.

Während die Griechen noch vorrangig an der Alraune als Heilpflanze interessiert waren, steht im Mittelalter die Legendenbildung im Vordergrund. Häufig wird behauptet, dass die Legende vom schwarzen Hund schon in der Antike bekannt war, da die Wiener Dioskurides Handschrift aus dem 6. Jahrhundert (Wiener Dioskurides/ Anicia Juliana Kodex; die Wiener Dioskurides Handschrift ist eine der ältesten Illustrationen eines Kräuterbuchs, die überhaupt erhalten ist) z. B. das Ausgraberitual der Mandragora mithilfe eines Hundes darstellt.

Mittlerweile kann man aber sicher davon ausgehen, dass die Illustrationen z. B. des Ausgraberituals erst im 6. Jahrhundert angefertigt wurden und nicht in der ursprünglichen Schrift von Dioskurides enthalten waren.

Von dem für den Menschen unerträglichen Geschrei der Mandragora weiß übrigens auch Shakespeare (1564-1616) zu berichten. In seinem Werk *Romeo and Juliet* (1597) spricht Julia, ehe sie den Schlaftrunk einnimmt:

„*So early waking, what with loathsome smells, And shrieks like mandrakes' torn out of the earth, That living mortals, hearing them, run mad.*"

„*Weh, wenn ich zu früh erwachen sollte, wenn mich ein ekelhafter Dunst umqualmt, Wenns kreischt, als gräbe man Alräunchen aus, bei deren Ton der Mensch von Sinnen kommt.*"

(Romeo und Juliet, IV, 3)

Nutzen und Verwendung der Alraune

Ab dem Mittelalter verschwand der heilende Aspekt rund um die Alraune und gab immer mehr dämonischen Geschichten und Legenden Raum. Das dunkle Mittelalter, die Zeit, als die Wissenschaft weitgehend darniederlag, bot einen fruchtbaren Nährboden für jede Art von Aberglauben. Hexen- und Zaubergeschichten und Sagen von Dämonen standen hoch im Kurs, besonders in Deutschland stieß auch der Alraunenaberglauben auf fruchtbaren Boden. So rankte sich in jener Zeit ein Geflecht von Fabeln und Sagen rund um die Alraunenwurzel. Unzählige Geschichten machten in Ritterburgen, Bürgerhäusern und Bauernhöfen die Runde und gingen von Mund zu Mund. Die Alraune, so erzählte man sich hinter vorgehaltener Hand, könne alle Wünsche erfüllen, jegliche Not lindern, vor Krankheit und Hexerei schützen, zu Reichtum und Macht verhelfen und alle Feinde besiegen. Am Körper befestigt, sollte die Wurzel vor jeglicher Gefahr schützen. Zu ihr gelegte Geldmünzen verdoppelten sich schlagartig über Nacht. Die Geldmünzen – so sagte man – würden nachts durch den Schornstein ins Haus gelangen. Das Geschäft mit der Hoffnung boomte – denn im Handumdrehen sein Geld zu vermehren, Macht zu besitzen und gegen alle Gefahren gefeit zu sein, davon träumen die Menschen schon seit Ewigkeiten. Und allein der Besitz der Wurzel genügte, um die wundersamen Fähigkeiten der Alraune in Anspruch nehmen zu können.

Doch durch die Wurzel konnte auch Unheil auf einen ungeliebten Nachbarn übertragen werden, wenn man die Füße der Alraune gegen den Nachbarn richtete.

Und nicht nur einfache Leute aus dem „gemeinen Volk", sondern auch viele gebildete Leute glaubten an die Zaubermacht der Alraunenmännchen – manchen galt das Alraunenmännchen sogar als eine Art anbetungswürdige Gottheit.

Allerdings mussten allerlei Regeln beachtet und eingehalten werden, um sich die Alraune gewogen zu machen und von ihren Zauberkräften profitieren zu können.

In einigen Regionen, vor allem in Deutschland und in Frankreich, ließ man den Alraunenmännchen eine besonders gründliche und außergewöhnliche Pflege zukommen. Zunächst musste die Alraunenwurzel - nachdem man sie ausgegraben oder gekauft hatte - einer wichtigen Behandlung unterzogen werden, damit sich die Zauberkraft entfalten konnte: Hierzu wurde die Wurzel feierlich in Wein gebadet und danach sorgfältig getrocknet. Aus der Wurzel schnitzte man anschließend hübsche Figuren, die als glücksbringende Zauberwesen in Ehren gehalten wurden. Die geschnitzten Wurzelmännchen waren ungefähr eine Handbreit bis eine Spanne lang, teilweise auch etwas größer. Oft waren sie fast am ganzen Körper behaart. Je menschenähnlicher die Figuren waren, desto wertvoller und gefragter waren sie.

Nach ihrer Fertigstellung konnten die Schnitzwaren als Glücksbringer eingesetzt werden, die gegen jeden bösen Zauber und vor Verwundung schützen sollten. Oft wurden die Schnitzereien auch als Amulett oder Kette getragen, denn man wollte sie stets in der Nähe haben.

Das Alraunenmännchen war nur unter großer Gefahr erhältlich, was dieses besonders kostbar und wertvoll machte. Außerdem beschützte das Alraunenmännchen die ganze Familie und musste daher sogfältig aufbewahrt und behandelt werden.

Wenn man es dagegen vernachlässigte, rächte es sich grausam und brachte Unglück und Tod. Aus diesem Grund mussten viele Vorkehrungen für das Wohlbefinden der Alraune geschaffen werden, ihr durfte es an nichts mangeln. Bei der Bekleidung der Alraune fing es an: die Wurzel wurde in kostbares Material, etwa in Seide und Samt, gehüllt, bspw. zog man ihr ein Hemd aus weißer Seide an, dazu einen roten Seidenrock, der Rock wurde zudem mit einem Gürtel gebunden. Darüber trug die Alraune einen schwarzen Samtumhang oder auch zarte Seidentücher.

Die Verehrung der Zauberwurzel ging so weit, dass zu jedem Neumond eine pompöse Prozedur vorgenommen wurde. Zunächst wurde die Alraune mit einem ausgiebigen Vollbad in edlem und würzigem Wein verwöhnt, danach bekam sie ein neues seidiges Gewand nebst Gürtel verpasst. Und wehe dem Besitzer, der dieses nicht tat, die Alraune begann dann fürchterlich zu weinen – so erzählte man sich.

In manchen Gegenden sollten die Alraunen auch gefüttert und gut verpflegt werden, so liebten diese bspw. Hostien und Fastenspeichel. Als besonderer Leckerbissen für Alraunen galt auch rote Paradieserde. Es war wichtig, dass die Alraune zweimal täglich mit Essen und Trinken versorgt wurde. Wenn man sie nicht sorgsam fütterte, fing sie zu schreien an oder brachte großes Unglück über das Haus.

Wenn jedoch alle Anweisungen genau befolgt wurden, erfüllte das Galgenmännlein seine Aufgabe als mächtiger Beschützer von Haus und Hof. Zudem brachte es Glück, Geld, Kindersegen und konnte Zukünftiges vorhersehen.

Aufbewahrt wurden die Alraunen in Kästchen, meist in einer Holzkiste aus Weißdornholz, das mit Samt ausgeschlagen wurde. Die Kästchen erinnerten oft an kleine Särge, die Verbindung zum Tod war offensichtlich. Zudem wurden den Alraunen oft die Hände auf dem Rücken zusammengebunden oder ihr Genick war gebrochen. Manchmal waren auch die Arme ausgerenkt und die Finger gebrochen.

Häufig befanden sich auf dem Deckel der Kästchen auch Bilder von der Legende der Entstehung: Galgen mit Erhängten, teilweise auch eine unter dem Galgen wachsende Alraunenpflanze.

Dass Glaube und Aberglaube sich keinesfalls ausschlossen, wird durch christliche Sprüche oder Psalmen auf den Kästchen deutlich. Diese Tendenz konnte man vor allem im 17. und 18. Jahrhundert beobachten.

Viele der Kästchen wurden übrigens erst Jahrhunderte später gefunden, da sie sorgfältig versteckt wurden oder sogar an einem geheimen Ort im Haus eingemauert waren. Interessanterweise fand sich auch im Kloster Wienhausen eine Alraune, vergraben im Chor.

Was geschah nach dem Tod des Besitzers mit der Alraune? Nachdem das Männlein von ihrem Besitzer sorgsam gehegt und gepflegt worden war, wurde es bei dessen nahendem Ende mit genauen Instruktionen vererbt. Der jüngste Sohn erbte die Alraune und musste seinem Vater als Dank ein Stück Brot und eine Münze in den Sarg legen. Die Alraune wurde so als Familientalisman und als Beschützer des Hauses von Generation zu Generation vererbt.

Ganz wichtig war, dass der Besitzer seine Alraune vor seinem Tod loswurde, denn andernfalls fiel seine Seele dem Teufel anheim und über ihn legte sich der bittere Fluch der ewigen Verdammnis. Nach einer anderen Sage kehrt die Alraune immer wieder zum ersten Besitzer zurück.

Seit dem späten 17. Jahrhundert vermischt sich die Vorstellung vom Galgenmännlein und vom Spiritus familiaris. Der Spiritus familiaris galt als guter Geist des Hauses, man glaubte, er bringe dem Einzelnen oder dem Hausstand Glück und Wohlstand. Man war auch der Überzeugung, dass der Besitzer der Alraune keine Feinde hätte.

Seit dem Ende des 17. Jahrhunderts traten aber auch die gefährlich-teuflischen und geldbringenden Eigenschaften der Alraune in den Vordergrund. Vor dem Tod musste man diese deshalb auch unbedingt vererben oder unter Einkaufspreis weiterverkaufen, damit der Spiritus am Ende die Seele dessen, der ihn für die kleinste Münze erwirbt, in die Hölle reißen kann.

Denn im Laufe der Zeit wird der Spiritus immer gefährlicher und wilder und fordert irgendwann seinen Anteil am Handel ein: die Seele seines letzten Besitzers. Er macht diesem das Sterben schwer, doch auch den plötzlichen Tod seines Besitzers soll er verursachen können.

Gegen Ende des 19. Jahrhunderts sah man die Alraunen als dienstbare kleine Geister, die dem Besitzer alles bringen konnten, was er sich wünschte. Auch viele historische Persönlichkeiten, wie z. B. Faust, Berthold Schwarz, Karl IV und Johann Prätorius sollen eine Alraunenwurzel besessen haben. Man sagt auch, dass Wallenstein und Johanna von Orleans in Kriegen stets ein Galgenmännlein als Glücksbringer mit sich geführt hatten.

Selbst heute sagt man in Wien bisweilen noch, wenn jemand viel Glück hat: *„Der muß a Oraunl (Alräunchen) im Sack haben."*

Gefälschte Alraunen

Im 16. Jahrhundert war die Alraunenwurzel insbesondere in Deutschland zu einer äußerst beliebten Ware geworden.

Die große Nachfrage belebte einen schwunghaften Handel, die meisten der abendländischen Wurzel-Alraunen waren allerdings Fälschungen und keine echten Mandragorawurzeln. Es hätten auch niemals genügend Alraunen wachsen können, – selbst in ihrer Heimat ist die Alraune nicht sehr häufig anzutreffen – um die wachsende Nachfrage zu befriedigen.

Wer indes eine vermeintliche Alraune angeboten bekam, hielt dies für eine einmalige Gelegenheit, und griff auch oder gerade bei unverschämten Preisen zu, um sich Gesundheit, Glück und Reichtum zu sichern.

Das Geschäft mit der Hoffnung blühte rege, die Händler machten sich den Alraunenglauben und den Wunsch der Menschen, ihrem Glück auf die Sprünge zu helfen, zunutze. Denn allein der Besitz der Alraune genügte schon, das meist elende Leben zu verbessern und alle Probleme im Nu gelöst zu bekommen.

So zeigte sich einmal mehr, dass immer dort, wo großer Gewinn lockt, der Betrug schon auf den Fersen folgt.

Dazu kam noch, dass die Alraunen meist von namenlosen Theriak- und Wurzelkrämern unter anderem auf Märkten oder an der Haustür verkauft wurden. Die fahrenden Händler verschwanden alsdann auf Nimmerwiedersehen und konnten nur vereinzelt des Betrugs überführt werden.

Da man sich zudem darauf verlassen konnte, dass die zahlende Kundschaft noch nie eine echte Alraune gesehen hatte – wie vermutlich die meisten Händler auch – konnte man ihnen jede beliebige Wurzel oder Rübe unterjubeln.

Damit öffnete sich für Betrüger Tür und Tor. Landstreicher, Gaukler, fahrende Wurzel- und Theriakhändler schnitzten die Wurzeln von vielen einheimischen Pflanzen wie Zaunrübe (Bryonia), Enzian (Gentiana), Blutwurz (Tormentilla), Wegerich (Plantago) und Kalmus (Acorus calmus) kunstvoll zurecht. Als Grundlage für Fälschungen dienten auch Allermannharnisch, Siegwurz, Knabenkräuter oder auch hundsgewöhnliche Kohlrüben. Selbst Wurzeln der Tollkirsche und Rhizome der Schwertlilie wurden verkauft.

So wurde jede Wurzel, die einigermaßen einer Alraune ähnelte und nicht niet- und nagelfest im Boden verhaftet war, aus dem Erdreich ausgebuddelt und der staunenden Kundschaft feilgeboten.

Nachdem sie die Wurzel freigelegt hatten, ließen die Wurzelgräber und Verkäufer ihrer Fantasie und ihrem handwerklichen Geschick freien Lauf und fertigten aus den Wurzeln Alraunenmännlein an. Die Wurzeln wurden zunächst geschnitzt oder eingeweicht und geknetet. Zum Teil wurden sie auch abgeschnürt, um so Gliedmaßen oder einen Kopf zu erzeugen. Anschließend wurde das ganze Gebilde in Sand eingegraben, wodurch die Schnittstellen der Wurzel durch Schrumpfung unkenntlich gemacht wurden. Wenn man die Wurzeln noch einige Zeit weiterwachsen ließ, sie dann ausgrub und trocknete, waren die Manipulationen kaum noch zu erkennen. Alles verschmolz zu einer Einheit, der handgemachten Alraune.

Häufig wurden die Wurzeln auch mit Getreidesamen wie Gersten- oder Hirsekörnern versehen, um eine Behaarung vorzutäuschen. Die Körner wurden jeweils an jene Stellen gesetzt, wo normalerweise Haupt- und Schamhaare wuchsen. Die eingebrachten Keimlinge welkten zu wirren, braunen Fäden, die Haaren täuschend ähnelten.

Oft wurden die falschen Alraunen auch in Form von Männlein und Weiblein geschnitzt.

Dazu erzählten die findigen Wurzelgräber noch abenteuerliche Geschichten, wo und unter welchen Gefahren sie die Wurzeln ausgegraben hatten und wie sie selbst alsdann mit eigenen Augen die wundersame Geldvermehrung beobachtet hatten. Das alles stieß bei der leichtgläubigen Kundschaft auf offene Ohren.

Und wenn das falsche Alraunenmännchen nicht wirkte und dem Käufer nicht den erwünschten Geldsegen oder das erhoffte Glück bescherte? Dann war die Alraune – so die Rechtfertigung der Verkäufer – eben nicht genug gepflegt und umsorgt worden – die Pflege- und Aufbewahrungshinweise waren schließlich kompliziert genug.

Vielerorts wurde vor falschen Alraunen gewarnt, meist jedoch vergeblich. Warnungen stießen besonders dann auf taube Ohren, wenn die Alraunen eine menschengestaltige Form hatten, was gerade bei manipulierten Alraunen der Fall war. Denn die menschengestaltigen Alraunen galten als besonders wertvoll und wirksam und fanden großes Gefallen bei den potentiellen Kunden.

Als der Alraunenglauben und die Betrügereien gegen Mitte des 16. Jahrhunderts immer weiter überhandnahmen – der Begriff Alraun hatte sich mittlerweile sogar als Bezeichnung für Falschgeld eingebürgert – sah man sich gezwungen, mit Erlässen gegen das Alraununwesen vorzugehen, wie es bspw. Herzog Ulrich von Württemberg 1540 tat.

Ziemlich erfolglos versuchten die Behörden allerdings, den Handel mit falschen Alraunenwurzeln einzudämmen. Eine Ausnahme davon stellt etwa ein Fall aus dem Jahre 1570 in Schaffhausen dar, wo drei Landstreicher zum Tod durch Erhängen verurteilt wurden, denn diese hatten gelbe Rüben als Alraunen verkauft und waren auf frischer Tat ertappt worden.

1611 erließ Herzog Maximilian von Bayern ein „Landgebott wider Aberglauben, Zauberey, Hexerey und andere sträfliche tueffelskünste" und belegt alle mit schwerer Strafe *„die mandragoram oder alraun mit gewisser mass und weiss ausgraben, auch für sondere unnatürliche würkung behalten und auffheben."* Aber auch solche Verordnungen fruchteten nur bedingt – denn falls der Betrug bemerkt wurde, waren die Händler meist längst über alle Berge verschwunden.

Selbst vor gekrönten Häuptern machten die Betrüger keinen Halt, so gehörte auch Kaiser Rudolph II von Habsburg (1552-1612) zu den Geprellten. Der Herrscher war ein menschenscheuer, zu Schwermut neigender Mann, der sich auf seiner Residenz in Prag mit Kuriositäten aller Art umgab. Er galt als bedeutendster Kunstsammler seiner Zeit, eine Mischung aus wissenschaftlichem Interesse und magischen Vorstellungen war der Antrieb für seine Sammelwut.

Der deutsch-römische Kaiser hegte insbesondere eine Vorliebe für alles Mystische, er fand Zuflucht in Alchemie und Magie, dabei entfernte er sich immer mehr von der Realität und vergrub sich und seine Schätze hinter dicken Mauern. Die Beute, die er in seiner Kunst- und Wunderkammer hortete, umfasste Gemälde, Bronzefiguren, Münzen, Fayence, aber auch viele Kuriosa wie exotische Tiere und Steine. Alles, was schön und selten war, wollte er zu seinem Besitz zählen. Selbst Obskura wie Präparate von Missgeburten oder Wünschelruten kaufte er auf.

So ist es auch nicht weiter verwunderlich, dass er ein Alraunenpärchen mit Namen Marion und Thrudacias für 100 Taler kaufte und diesen vermeintlichen Schatz wie seinen Augapfel hütete. Auch diese Figuren erwiesen sich im Nachhinein als Fälschung, sie stammten aus der Wurzel des Allermannsharnischs (Allium victorialis) – ebenso wie die vom Kaiser ebenfalls gekaufte Eppendorfer Alraune, welche sich als eine in Form gebrachte Kohlwurzel erwies.

Wer aber glaubt, der Alraunaberglaube wäre mit dem Mittelalter erloschen, der irrt gewaltig. Noch bis in die heutige Zeit vertrauen viele Menschen auf die pflanzlichen Glücksbringer und füllen nach wie vor windigen Betrügern die Taschen. Im Jahre 1910 etwa verkaufte das Berliner Kaufhaus Wertheim Glücksalraunen, die gefälscht waren. Ein weiteres Beispiel ist ein Fall aus dem Jahr 1955, eine über Land fahrende Zigeunerin hatte in Oberbayern falsche Alraunen als Schutz gegen böse Geister zum damals horrenden Preis von 30 bis 50 DM verkauft. Die ahnungslosen Käufer setzten die Wurzeln und staunten nicht schlecht, als die vermeintlichen Alraunen wuchsen und sich in Wahrheit als banaler Kopfsalat entpuppten.

Auch aktuell soll es sich bei über 90 % der angebotenen Alraunenwurzeln um Fälschungen handeln – der Nepp um die Alraunenwurzel ist also noch immer allgegenwärtig. Häufig handelt es sich heutzutage bei den gefälschten Alraunen um Ginsengwurzeln.

Medizinische Anwendung der Alraune

In der Antike war die Alraune in Ägypten, Griechenland und Rom nicht nur ein beliebtes Aphrodisiakum, sondern eine hochgeschätzte, von Ärzten vielfach eingesetzte Heilpflanze.

Die Alraune im alten Ägypten

Im Papyrus Ebers – der ältesten medizinischen Rezeptsammlung der Welt, die um 1550 v. Chr. in Ägypten niedergeschrieben wurde - wurden Alraunen, Alraunenbeeren und das Mehl der Alraune als Narkotika, Schmerzmittel, Wurmmittel, Mittel gegen Geschwüre und Verhärtungen sowie gegen Lungenleiden empfohlen.

Auf zahlreichen Fresken erscheint die Alraune an der Seite der blauen Wasserlilie im Zusammenhang mit einer erfolgreichen Heilung.

Auch als Aphrodisiakum fand die Pflanze rege Verwendung, ebenso als Fruchtbarkeitssymbol - erinnert doch die Form der Wurzel bisweilen an einen Phallus. Daher verehrten die alten Ägypter die Mandragorawurzel und feierten diese in speziellen Riten, auch als Phalluskult bekannt.

Weiter stellten Priester in den Tempeln Göttertränke aus der Alraune her. Die Zusammensetzung dieser Tränke wurde streng geheim gehalten und ihr Genuss war nur den Herrschenden vorbehalten.

Die Alraune im alten Griechenland und im Römischen Reich

In Griechenland und im Römischen Reich war die Mandragora ein unverzichtbarer Bestandteil der Heilkunde.

Die wichtigsten Anwendungsgebiete war ihr Einsatz als Betäubungs-, Schlaf- und Schmerzmittel.

In das Schrifttum der römischen Antike fand die Alraune vor allem durch die Kenntnisse der Griechen Eingang.

Im griechischen und römischen Altertum bediente man sich teils des Saftes der frischen Pflanze, teils der getrockneten Wurzelrinde, teils der Blätter, welche auch eingegraben aufbewahrt wurden. Bereits Hippokrates (etwa 460-377 v. Chr., berühmtester Arzt des Altertums) und auch seine Schüler empfahlen den Saft aus der Wurzel, in Wein gelöst, zur Narkose und als Schlafmittel. Ebenso wurde die Alraune gegen Melancholie, Fieber und Frauenleiden eingesetzt. Auch als Mittel gegen Brechreiz und zur Linderung allgemeiner Unruhe fand die Alraune Verwendung. Gleichzeitig riet Hippokrates jedoch zu Vorsicht bei Anwendung der Alraune. Zu große Dosen könnten unkontrollierbare Reaktionen und sogar den Tod auslösen.

Auch Theophrast (ca. 371-287 v. Chr., griechischer Philosoph und Naturforscher) berichtet in seiner Geschichte der Pflanzen von der Heilwirkung der Alraunenblätter und –wurzel: *„Die Blätter der Alraune sind, wenn sie mit der Nahrung genossen werden, gut für die Wundheilung. Die Wurzel hilft, wenn man sie raspelt und in Essig einlegt bei erysipelas, bei Gicht und Schlaflosigkeit und sie wirkt als Liebestrank."*

Aulus Cornelius Celsius (ca. 25 v. Chr.-50 n. Chr., römischer Enzyklopädist und Medizinschriftsteller) erwähnt in seiner Abhandlung *De Medicina* die Äpfel der Alraune als Schlafmittel, die Wurzel wird dagegen bei Schleimfluss der Augen und die Abkochung als Linderungsmittel bei Zahnschmerzen verwendet.

Dioskurides

Es war vor allem der griechische Arzt Dioskurides (ca. 40-90 n. Chr.), der die Medizin und die Heilpflanzenkunde im Römischen Reich zur Blüte brachte.

Dioskurides, der wohl auch Militärarzt unter den Kaisern Nero und Claudius war, war der berühmteste Arzt und Pharmakologe des Altertums, ja man sieht ihn sogar als Wegbereiter der Pharmakologie an.

Sein Hauptwerk *De Materia Medica* (Über die heilenden Stoffe, ca. 78 n. Chr.) gilt als das wichtigste und einflussreichste antike Werk zu Arzneimitteln überhaupt - das imposante Werk hatte noch bis in die frühe Neuzeit praktische Bedeutung und stellt für jeden Pharmazie- und Medizinhistoriker auch heutzutage noch ein unabkömmliches Werk und einen besonderen literarischen Leckerbissen dar.

De Materia Medica war das erste praktische Arzneimittellehrbuch des Abendlandes. Es beschreibt 1000 Arzneimittel vor allem pflanzlichen Ursprungs, aber auch tierische und mineralische Arzneimittel werden erläutert. In dem Werk werden Herkunft, botanische Eigenschaften, Anwendung und Zubereitung der Arzneimittel wiedergegeben, daneben sind auch praktische Hinweise zu Lagerung und Anwendung der Arzneimittel gegeben. Die Schrift ist eine der wichtigsten und ausführlichsten Quellen, was die pharmazeutische Bedeutung der Mandragora in der Antike betrifft.

Bezeichnenderweise listet Dioskurides die Alraune unter dem Namen Atropa mandragora, benennt sie also ähnlich ihrer Schwester aus der Familie der Nachtschattengewächse, der Atropa belladonna (Tollkirsche), deren Wirkung ähnlich der der Alraune ist.

Im vierten der fünf Bücher (Kapitel 76) behandelt Dioskurides ausführlich die Mandragora, schildert ihr Aussehen, ihre pharmakologische Wirkung sowie den medizinischen Gebrauch. Besonders wird der Einsatz der Alraune als Anästhetikum in der Wundmedizin und in der Chirurgie hervorgehoben, sowie ihre Anwendung als Schlaf-, Schmerz- und Betäubungsmittel.

In Wein gelegt, nutzt Dioskurides ihre schmerzstillende und betäubende Wirkung zur Linderung der Qualen verwundeter Legionäre. Gleichzeitig erleichterte Alraunenwein chirurgische Eingriffe und Amputationen.

„Davon" empfahl Dioskurides *„muss man drei Becher denen reichen, welche geschnitten oder gebrannt werden sollen, denn sie empfinden wegen des Verfallens in tiefen Schlaf keine Schmerzen."*

Die von ihm empfohlene Verwendung reicht weiter von Arzneien gegen Augen- und Gallenleiden, über Medikamente gegen Geschwüre und Schlangenbisse bis hin zu Rezepturen gegen verschiedene Frauenkrankheiten. Auch ein Zusatz von Alraune zu anderen Medikamenten, z. B. schmerzstillenden Medikamenten, sei möglich.

Dioskurides beschreibt vor allem die arzneiliche Verwendung der Alraunenwurzel, aber auch die betäubende Wirkung der Früchte.

Die Anwendung der Alraune wird von Dioskurides folgendermaßen beschrieben (*De Materia Medica*, Buch 4, Kapitel 76):

„Aus der Rinde der Wurzel wird Saft bereitet, indem sie frisch zerstossen und unter die Presse gebracht wird; man muss ihn dann in die Sonne setzen und nach dem Eindicken in einem irdenen Gefäß aufbewahren. In ähnlicher Weise wird aus den Äpfeln der Saft bereitet, aber es wird aus ihm ein schwächerer Saft gewonnen."

„Die frischen Blätter sind mit Graupen als Umschlag ein gutes Mittel bei Entzündung am Auge und an Geschwüren; sie zertheilen auch alle Verhärtung, und Abscesse, Drüsen und Geschwulste, sie bringen ferner Male ohne Eiterung weg, wenn sie fünf bis sechs Tage sanft aufgerieben werden.

Zu demselbem Zwecke werden die Blätter in Salzlake eingemacht und aufbewahrt."

„Die Wurzel mit Essig fein zerrieben, heilt Rose, mit Honig oder Oel dient sie gegen Schlangenbisse, mit Wasser zertheilt sie Drüsen und Tuberkeln, mit Graupen bindet sie auch Gelenkschmerzen."

Von Dioskurides ist u. a. auch ein vollständiges Rezept für Mandragorawein (Buch V, Kapitel 81, aufgelistet in diesem Buch bei Mandragorawein) erhalten – dieser kann getrunken, als Räucherung angewendet oder als Klistier verabreicht werden. In der richtigen Dosierung sei der Wein von großem Nutzen als Schlaf- und Betäubungsmittel und *„beim richtigen Gebrauch wirkt er schmerzstillend und die Flüsse verdichtend"*.

Über die magische Wirkung der Mandragora lässt sich Dioskurides nicht aus, er schreibt vielmehr sachlich und unter pharmakologischen Gesichtspunkten. Allerdings bezeichnet er die Mandragora an einer Stelle auch als Kirkaia, also als Kraut der Kirke – er schreibt, dass die Mandragora auch Kirkaia genannt werde, *„da die Wurzel als Liebesmittel wirksam zu sein scheint"*. Kirke verfügte der Sage nach über mächtige Zauberkräfte und verwandelte die Männer des Odysseus mittels eines Mandragorentrunks in Schweine.

Auch bei Galen (ca. 129-216 n. Chr., griechischer Arzt und Anatom) kommt die Alraune in dessen Buch *Methodi medendi* zur Sprache. Er erwähnt einen Mandragora-Wein sowie zwei Extrakte aus der Alraune, von denen einer aus dem Saft der Wurzel bereitet werde und ein milderer Saft aus den Früchten. Alljährlich würden diese Weine, wie Galen beschreibt, von Kreta nach Rom gebracht. Um die Schmerzen nach chirurgischen Operationen zu mildern, würde frisch gebrochene Mandragorawurzel den Patienten unter die Nase gehalten.

Die Alraune im Mittelalter

Mittelalterliche Klostermedizin

Durch den Zerfall des römischen Weltreichs ging ein großer Teil des medizinischen Wissens der damaligen Zeit verloren.

Dass die Tradition der antiken Pflanzenheilkunde nicht völlig unterging, ist unter anderem den europäischen Klöstern zu verdanken. In Europa behandelten Mönche ihre Patienten in klostereigenen Spitälern, unter anderem mit Kräutern aus eigenem Anbau. Die sich seit dem 8. Jahrhundert entwickelnde Klostermedizin vereint die Erfahrung der germanischen Volksheilkunde mit den Grundlagen der griechisch-römischen Schulmedizin.

Mediziner und Botaniker im Mittelalter schöpften, was die Alraune betraf – und auch andere einheimische und nicht einheimische Pflanzen – fast ausschließlich aus der antiken (v. a. griechischen und arabischen) Literatur und hielten sich bei Anwendungshinweisen an Theophrast, Dioskurides, Galen, Plinius und andere Autoren. Dazu kamen die Erfahrungen der germanischen Volksheilkunde.

Die aphrodisische Wirkung der Alraune, die im Altertum so sehr geschätzt wurde, war im sexualfeindlichen Mittelalter nun plötzlich verpönt. Denn nach der Lehre der christlichen Kirche hatte Sexualität nur im Rahmen der Ehe stattzufinden und dort auch nur der Fortpflanzung zu dienen, jeglichen Liebesfreuden sollte dagegen abgeschworen werden. Somit war eine Pflanze, welche die Liebeslust förderte, für die meisten Leute überflüssig, ja sogar ein Übel geworden.

Zudem mutierte die Mandragora in dieser vom Aberglauben besessenen Zeit häufig von der beliebten Heilpflanze zum bösartigen Dämon.

Hildegard von Bingen

Hildegard von Bingen (1098-1179) beispielsweise war auf die Alraune gar nicht gut zu sprechen, sie wähnte sogar den Teufel in ihr wohnen. In ihrem Buch *Causae et Curae* (bei dem nicht mehr als Original erhaltenen Werk handelt es sich um eine nicht genau datierbare Handschrift, die erst später zusammengetragen wurde) schreibt sie in geradezu rührender Einfalt über die Alraune: Da die Alraunenwurzel eine menschliche Gestalt habe, sei sie der Versuchung des Teufels mehr als alle übrigen Pflanzen ausgesetzt:

„Die Alraune ist warm und etwas wäßrig und ist von jeder Erde verbreitet worden, aus der Adam geschaffen wurde; sie ähnelt etwas dem Menschen. Jedoch ist bei diesem Kraut, auch wegen seiner Ähnlichkeit mit dem Menschen, mehr teuflische Einflüsterung als bei anderen Kräutern dabei und stellt ihm nach.

Daher wird auch der Mensch gemäß seinen Wünschen, seien sie gut oder schlecht, durch die Alraune angetrieben, wie er es auch einst mit den Götzenbildern machte: Sie ist schädlich durch vieles Verderbliche der Zauberer und Trugbilder, wie denn auch einst viel Schlimmes mit den Götzenbildern getrieben wurde."

Um den Teufel und alle bösen Kräfte aus der Wurzel herauszuziehen, müsse diese daher nach dem Ausgraben schnellstmöglich in Quellwasser (den sogenannten Quellborn) gelegt werden, wo sie dann ein Tag und eine Nacht verbleiben müsse.

Das Ernten der Pflanze war nun allerdings nicht mehr problematisch und nicht an bestimmte Riten gebunden.

Merkwürdigerweise empfiehlt Hildegard die Alraune ausgerechnet gegen einen zu starken Sexualtrieb. Hierzu sollte man eine Alraune zwischen Brust und Nabel des „Kranken" anbinden, dann die Wurzel in zwei Teile spalten und über die Lenden binden. Außerdem solle die zerriebene und mit Campher gemischte Wurzel als Arznei eingenommen werden.

Auch gegen Schwermut verordnete Hildegard die Alraune. Hier genügte es, die Wurzel mit ins Bett zu nehmen und bei deren Erwärmung ein bestimmtes Gebet zu sprechen:

„Gott, der du den Menschen aus Erde ohne Schmerzen geschaffen, jetzt lege ich dies in diese Erde, die niemals gesündigt, neben mich, damit auch mein irdischer Leib den Frieden fühle, wie du ihn geschaffen."

Wenn man keine Alraune hat, ist dies aber auch nicht weiter schlimm, als Alternative empfiehlt Hildegard von Bingen hier Buchentriebe.

Weitere Anwendungsgebiete der Alraune im Mittelalter

Im Mittelalter verordneten Ärzte die Alraune häufig als Schmerz- und Schlafmittel sowie als Narkotikum. Zur Anwendung als Betäubungsmittel bei Operationen setzte man einen Extrakt aus Alraunenwurzeln – und anderen Pflanzen – an und träufelte ihn auf einen Schwamm. Dieser Schwamm wurde dem Patienten vor die Nase gehalten, bis er einschlief. Nach der Operation wurde der Patient mit Fencheldüften wieder aufgeweckt.

Apotheker hielten die Alraune in vielen Arzneiformen vorrätig: als Schlafschwämme, Umschläge, Öle, Salben, Pflaster, Zäpfchen, Pillen, Pulver, Tränke, Räucherungen und Riechmittel.

Medizinisch und historisch interessant sind vor allem die Schlafschwämme (Spongiae Somniferae), für deren Herstellung zahlreiche Rezepturen überliefert sind. Ihre Verwendung lässt sich bis ins 9. Jahrhundert zurückverfolgen. Hierbei wurde aus verschiedenen Pflanzen ein Flüssigextrakt hergestellt, mit welchem man einen Meeresschwamm tränkte, den man anschließend an der Sonne trocknen ließ.

Die gut lagerfähigen Schlafschwämme wirkten nicht nur beruhigend und schlaffördernd, sondern dienten in höherer Dosierung auch als Narkosemittel (s. o.). Vor der Operation musste der Patient die Flüssigkeit aus dem Schwamm heraussaugen oder der Arzt steckte ein warm angefeuchtetes Schwammstück in die Nase des Patienten. Auf diese Weise wurden die Wirkstoffe über die Mund- bzw. die Nasenschleimhaut aufgenommen und bewirkten die narkotisierenden Effekte. Häufige Narkosezwischenfälle – manchmal wachten die Patienten auch gar nicht mehr auf - beendeten jedoch um 1500 diese Art der Operationsnarkose.

Später verlagerte sich das Interesse, und die Zauberkraft der Pflanze trat in den Vordergrund, so dass der medizinische Gebrauch fast vollkommen abriss und verkümmerte.

Weitere Autoren im Mittelalter

Weitere Autoren des Mittelalters, welche die Alraune zwar beschrieben, aber nicht auf abergläubische Praktiken hinweisen, waren Albertus Magnus (geb. ca. 1200, gest. 1280, Gelehrter und Bischof) und Konrad von Megenberg (1309-1374, Autor, sein berühmtes *Buch der Natur* war in deutscher Sprache vor allem für Laien geschrieben).

Paracelsus schimpft viel über den Schindluder, der mit der Alraune getrieben wurde. Viele Händler würden ihre Kunden betrügen. Zudem würden der Alraune zu viel magische Heilkraft zugesprochen werden.

Wie man sehen kann, ist im Mittelalter nur sehr spärliche Literatur über die Alraune vorhanden – was zum Phänomen der „finsteren" Epoche passt, in welcher wissenschaftliche Arbeit nicht sehr hoch im Kurs stand.

Medizinische Verwendung der Alraune ab dem 16. Jahrhundert

Ab dem 16. Jahrhundert empfahlen Ärzte die Alraune vor allem als Narkotikum und Schmerzmittel, aber auch zur Behandlung von Geschwülsten, Wunden und Frauenkrankheiten.

Eine ausführliche Beschreibung der Alraune gibt etwa Lonicerus (eigentlich Adam Lonitzer, 1528-1586, deutscher Arzt, Botaniker und Naturforscher) in seinem *Kreuterbuch* (1557), wo er die Wurzel als schleim- und „schwarze Galle"-treibendes Mittel bezeichnet und weiter schreibt, dass ihr Genuss so tiefen Schlaf bringt, dass man nichts empfindet, selbst wenn Glieder und Leib abgeschnitten würden.

Ebenso sei das Öl, das aus Alraunenäpfeln gewonnen und an die Schläfen gestrichen werde, schlaffördernd, beruhigend und hitzelöschend.

Die Rinde der Alraune liefere dagegen Augenarzneien und diene als Emmenagogum (Arznei zur Regulierung des weiblichen Zyklus und zur Anregung der Monatsblutung) und zum Austreiben von Totgeburten.

Die Blätter sollen Kopfgrind heilen, das schlaffördernde und kopfwehstillende Alraunenwasser lässt er aus Kraut und Wurzel brennen.

Die Herstellung des Alraunenwassers beschreibt er folgendermaßen:

„Kraut und Wurzel wird gestoßen und am Ende des Mayen gebrannt. Dieses Wasser getrunken oder die Stirn und Schläfen damit bestrichen, macht schlafen. Morgens und abends zwei oder drei Tage nacheinander die Stirn und Schläfe damit bestrichen, ist gut fürs Hauptweh, so es von der Hitze kommt."

Weiter schreibt er: *„Die Wurzel in Wein gesotten stillt das Gliederweh. Doch ist solcher Gebrauch nicht ohne große Gefährlichkeit."*

Auch der Renaissance-Botaniker Leonhart Fuchs (1501-1566, Mediziner und Autor) schreibt in seinem Werk *New Kreüterbuch* (1543) über die Alraune: Besonders die Früchte und der Saft eigneten sich als Schlafmittel, man solle sich aber auf jeden Fall der giftigen Wirkung der Alaune bewusst sein: *„Die oepffel so man daran reucht und schmeckt/ bringen den schlaff. Soelche Krafft hat auch der Safft. Doch sol man diesen nit zovil brauchen/ dann sie toedten sonst. Die weil aber der innerlich gebrauch der Alraun seer gevaerlich ist/ so sol man den schlaff mehr zuo wegen bringen/ wo soelds die noturfft erfordert/ durch die oepffel und frucht deselbigen in dem man dran schmeckt/ unn sie nit in den leib nehmen."* **(New Kreüterbuch, 1543)**

Hieronymus Bock (1498-1554, deutscher Botaniker, Arzt und lutherischer Prediger, Hauptwerk *Das KreütterBuch*) und Matthiolus (eigentlich Pier Andrea Mattioli, 1501-1577, italienischer Arzt und Botaniker) schreiben ähnlich in ihren Kräuterbüchern, fügen aber noch hinzu, dass die grün zerquetschten Blätter frische Wunden heilen und das Wurzelwasser „Kröpff und Knollen" zerteilen soll. Die Ärzte warnen auch vor zu starkem Gebrauch, weil Äpfel und Wurzel schädlich, ja sogar tödlich wirken können.

Tabernaemontanus (eigentlich Jakob Dietrich, 1522-1590, deutscher Botaniker, Mediziner und Professor für Medizin und Botanik) empfiehlt in seinem *New Kreuterbuch* (1588) die Alraune als Arznei bei Wunden, gegen Schlangenbisse, weiter als Mittel, um die Geburt einzuleiten sowie als Schlaf- und Schmerzmittel.

Auch den Schriftstellern jener Zeit - wie etwa Shakespeare (1564-1616) - war die narkotisierende und schlaffördernde Wirkung der Alraune nicht unbekannt. In seinem Werk *Antony and Cleopatra* (1607) lässt sich die ägyptische Königin Kleopatra einen Alraunentrunk von ihrer Dienerin Charmion reichen, um die Abwesenheit ihres Geliebten Antonius zu verschlafen:

„Give me to drink mandragora – That I might sleep out this great gap of time. My Antony is away."
(Antony and Cleopatra, 1, 5)
„Gib mir Mandragora zu tinken! Dass ich die Kluft der Zeit durchschlafe. Wo mein Antonius fort ist."

Medizinischer Gebrauch der Alraune ab dem 19. Jahrhundert

Der rasante Aufschwung der organischen Chemie insbesondere ab dem 19. Jahrhundert drängte viele pflanzliche Heilmittel, darunter auch die Alraune, auf den Abstellgleis – zumindest vorläufig. Für die Alraune waren ab dem 19. Jahrhundert einstweilen nur noch wenige Indikationen vorgesehen.

Einsatz von Scopolamin in der Psychiatrie

Scopolamin – das ist ein wichtiger Inhaltsstoff der Alraune, wie Sie bereits gelesen haben – wurde ab dem 19. Jahrhundert vor allem bei psychischen Indikationen, wie Angstzuständen, Erregungszuständen, innerer Unruhe und Schlafstörungen eingesetzt. Scopolamin wurde insbesondere im Rahmen sogenannter Schlafkuren verordnet, die agitierten Patienten fielen dann in einen Dämmerschlaf, der wenige Tage bis zwei Wochen dauerte. Scopolamin wurde häufig insbesondere mit Morphin kombiniert, als eine Art „chemische Zwangsjacke" für tobsüchtige und schwer agitierte Patienten – diese wurden im Handumdrehen friedlich und fielen in einen tiefen Schlaf. Die Scopolamin-Morphin-Kombinationen wurden oral oder per Injektion verabreicht.

Auch Scopolamin-Paraldehyd-Kombinationen waren geläufig, diese wurden zur Beruhigung der Patienten in Form von Klysmen verabreicht.

Auch an Grippe erkrankte Patienten wurden häufig mittels Scopolamin in einen Tiefschlaf versetzt, der der Heilung und Regeneration dienen sollte.

Den Anwendungsgebieten in der Psychiatrie blieb Scopolamin bis zur Mitte des 20. Jahrhunderts treu – nach der Entwicklung der modernen Antidepressiva, Anxiolytika und Schlafmittel ab Mitte des 20. Jahrhunderts wurde es still um Scopolamin.

Zurzeit erlebt Scopolamin aber wieder eine kleine Renaissance als Antidepressivum – nachdem chemische Antidepressiva oft nicht halten konnten, was sie versprochen hatten. So werden nicht ausreichend wirkende chemische Antidepressiva bisweilen mit Scopolamin augmentiert (verstärkt), was zu einer verstärkten antidepressiven Wirkung - bei gleichzeitiger Reduktion der Nebenwirkungen – führt. Zudem zeichnet sich Scopolamin durch einen besonders schnellen Eintritt der Wirkung aus.

Offenbar wirkt Scopolamin auch bei schwer depressiven Patienten. In einer Pilotstudie, die in den USA durchgeführt wurde, fand man heraus, dass die meisten schwer depressiven Patienten auf eine Therapie mit Scopolamin gut ansprachen – bei vergleichsweise geringen Nebenwirkungen.

Medizinische Verwendung der Alraune oder ihrer Inhaltsstoffe im 21. Jahrhundert

Scopolamin zur Vorbeugung gegen die Symptome der See- und Reisekrankheit

Scopolamin wird in Form von transdermalen, rezeptpflichtigen Pflastern (Scopoderm™) zur Vorbeugung gegen die Symptome der See- und Reisekrankheit wie Schwindel, Übelkeit, Erbrechen eingesetzt.

Die Wirkung hält 72 Stunden an. Um einen optimalen Schutzeffekt zu erzielen, sollte das Pflaster 5-6 Stunden vor Reiseantritt oder am Vorabend vor der Reise hinter dem Ohr appliziert werden.

Scopolamin zur Behandlung der Rasselatmung in der Terminalphase des Lebens

Scopolamin, z. B. in Form von transdermalen Pflastern, wird auch erfolgreich in der Palliativmedizin eingesetzt. Bei Sterbenden kommt es sehr häufig zur sogenannten Rasselatmung (death rattle), welche auf erhaltener Sekretion bei verringertem Husten- und Schluckreflex beruht.

Therapeutisches Ziel ist die Senkung der Bronchialsekretion, z. B. mit Scopolamin als Pflaster (alle drei Tage wechseln). Idealerweise behandelt man bereits prophylaktisch, da sich einmal gebildetes Sekret nur sehr schwer entfernen lässt.

Scopolamin bei übermäßigem Speichelfluss

Scopolamin wird auch erfolgreich bei Hypersalivation (übermäßigem Speichelfluss) eingesetzt. Zu einem erhöhten Speichelfluss (abwertend auch als „Sabbern" bezeichnet) kann es durch gestörte Schluckabläufe oder verminderte zentralnervöse Kontrolle und Koordination kommen. Scopolamin hemmt effektiv die Speichelproduktion, hierbei kann es systemisch, transdermal oder lokal (sublingual, als Tropfen oder Spray) verabreicht werden.

Allerdings ist bei Einsatz von Scopolamin bei erhöhtem Speichelfluss eine besonders gründliche Aufklärung des Patienten vonnöten, da die Anwendung off-label, d. h. ohne Zulassung auf diesem Gebiet, erfolgt.

Scopolamin in pupillenerweiternden Augentropfen

Scopolamin-Bromid wird als sogenanntes Mydriatikum (pupillenerweiterndes Arzneimittel) in Form von rezeptpflichtigen Augentropfen (Boro-Scopol™) zu diagnostischen und therapeutischen Zwecken in der Augenheilkunde verwendet.

Ferner werden Scopolamin-Augentropfen zur vollständigen Lähmung des Musculus ciliaris eingesetzt, dies dient der Vorbereitung bestimmter augenärztlicher Untersuchungen und speziellen therapeutischen Zwecken.

Auch die Schattenprobe (Ermittlung der Refraktion des Auges) wird mittels Scopolamin-Augentropfen durchgeführt.

Einsatz von chemischen Derivaten des Scopolamins

Es werden auch chemische Derivate des Scopolamins als Arzneimittel eingesetzt. Die chemische Veränderung bewirkt, dass das Derivat die Blut-Hirn-Schranke nicht überwindet, so dass Wirkungen am Zentralnervensystem ausgeschlossen werden können.

Auf diese Weise entfaltet der Arzneistoff seine Wirkung überwiegend nur am gewünschten Wirkort.

N-Butylsopolaminbromid als Spasmolytikum

Der halbsynthetisch aus Scopolamin gewonnene Wirkstoff N-Butylscopolaminbromid wird als Spasmolytikum (krampflösendes Mittel) bei Bauch- und Regelschmerzen und bei Spasmen der Bauchorgane eingesetzt.

N-Butylscopolaminbromid (Buscopan™) ist in Form von Dragees und Zäpfchen erhältlich, auch in Kombination mit Paracetamol.

Anwendung der Alraune in der modernen Homöopathie

Die Alraune wird heutzutage noch in homöopathisch aufbereiteter Form angewendet, wenn auch Mandragora eher zu den selten verordneten/nachgefragten homöopathischen Mitteln gehört.

Mandragora eignet sich für Personen, die heftige Traumatisierungen v. a. seelischer Art erlebt haben. Das nie verwundene Trauma kann durch Mandragora häufig zumindest teilweise einer Heilung zugeführt werden. So wirkt Mandragora bspw. stark Mut machend. Die Traumata gehen häufig auf die Säuglingszeit oder frühe Kindheit zurück, Mandragora-Patienten haben in dieser Zeit meist eine mangelnde Versorgung und Zuwendung durch die Eltern erfahren oder auch ambivalente Erziehungsmuster.

Die Hauptindikationen für den Einsatz von Mandragora sind Depressionen, Gastritis und vegetative Bewegungsstörungen. Weitere Einsatzgebiete sind Angststörungen, Kopfschmerzen, Herz-Kreislauf-Beschwerden, Ischiasschmerzen und Verdauungsschwäche bei Leber-Galle-Störungen.

Menschen, die Mandragora benötigen, neigen dazu, ihr Verhalten und ihre Gefühle sehr stark unter Kontrolle zu halten. Sie haben Probleme damit, eine Beziehung einzugehen, und leiden häufig unter Kopfschmerzen und anfallsartigem Husten.

Außerdem neigen Mandragora-Patienten oft dazu, sich Ersatzbefriedigungen zu schaffen, sie essen häufig zu viel, rauchen und greifen mitunter auch zu Drogen.

Es handelt sich bei diesen Personen oft um gehemmte Menschen, die ihre Gefühle nicht ausleben und ihre Bedürfnisse zurückhalten, auch die sexuellen Bedürfnisse. Oft sind es schweigsame Menschen, die sich gerne zurückziehen. Weiter leiden sie häufig unter Verstopfung, Nüchtern-Schmerz, Aufstoßen und Blähungen. Sie reagieren überempfindlich auf Geräusche und Gerüche.

Homöopathische Mandragora-Zubereitungen sind als Globuli, Tabletten und Tropfen erhältlich, ab der Potenz D 4 sind diese rezeptfrei. Grundlage für die homöopathische Anwendung der Mandragora ist das homöopathische Arzneibuch (HAB 2013), wo aktuell zwei Darreichungsformen gelistet sind:
- Mandragora äthanolischer Decoctum, aus den getrockneten Wurzeln
- Mandragora e radice siccata, die getrocknete Wurzel

Anwendung der Alraune in der anthroposophischen Medizin

In der anthroposophischen Medizin wird die Alraune meist als Komplexmittel (d. h. in Kombination mit mehreren Homöopathika) eingesetzt.
Hauptindikationsgebiete sind hier rheumatische Beschwerden, sowie Arthrose und Gicht.
Als rezeptpflichtiges Komplexhomöopathikum ist z. B. Mandragora comp. von Weleda zu nennen, das als Mischung (Tropfen) und als flüssige Verdünnung zur Injektion erhältlich ist.
Weitere hömoopathische Zusätze sind hier Arnica (Arnika), Betula (Birke), Equisetum arvense (Ackerschachtelhalm), Formica (Ameise) und Meniscus genus bovis (Meniskus vom Rind).
Gemäß der anthroposophischen Therapie wird die Mischung bei Arthrose, Gicht, Rheumatismus, sowie hierdurch bedingte Schmerzzustände angewandt.

Illegale Anwendung - Scopolamin in K.-o.-Tropfen

K.-o.-Tropfen (Knockout-Tropfen oder Date-Rape-Drogen) sind Zubereitungen aus narkotisierend wirkenden Stoffen, die üblicherweise im Rahmen von Straftaten benutzt werden, um die Opfer zu betäuben und damit wehrlos zu machen. Die Drogen werden den Opfern unbemerkt in die Nahrung oder Getränke gemischt.

Nach Erwachen können sich die Opfer häufig aufgrund von durch die Droge induzierten Gedächtnislücken nicht mehr an die Tat oder den Tathergang erinnern.

Häufige Anwendung in K.-o.-Tropfen finden etwa Benzodiazepine, wie Flunitrazepam und Temazepam, Antihistaminika, Neuroleptika, Liquid Ecstasy, Ketamin und eben auch Anticholinergika wie Scopolamin und Atropin.

Die Verabreichung von K.-o.-Tropfen ist strafbar und begründet für sich genommen bereits den Tatbestand der schweren Körperverletzung.

Scopolamin als Wahrheitsserum

Als sogenanntes Wahrheitsserum (auch Plauderdroge und Gedächtnisspritze genannt) werden psychoaktive Substanzen und andere Drogen bezeichnet, welche geeignet sind, Informationen von einer Person gegen ihren Willen leichter zu erhalten.

Durch den Einsatz von Drogen sollen bspw. der Wille, das Bewusstsein und die Entscheidungsfähigkeit manipuliert werden, um an bestimmte Informationen zu gelangen. Die Anwendung eines Wahrheitsserums wird meist im geheimdienstlichen Umfeld vermutet und ist international als eine Form der Folter geächtet.

Neben Scopolamin werden auch Barbiturate, LSD und Benzodiazepine als Wahrheitsdrogen eingesetzt. Als wirksamste Wahrheitsdroge wird heutzutage das Barbiturat Pentothal angesehen.

Es ist jedoch ein Irrglaube, dass die Anwendung einen Menschen automatisch dazu verleitet, die Wahrheit zu sagen, die jeweilige Person wird jedoch anfälliger für Suggestion. Außerdem werden das Urteilsvermögen und die Konzentrationsfähigkeit einer Person beeinträchtigt, Gesprächsbereitschaft und Kommunikationsfähigkeit nehmen dagegen zu.

Die gesetzliche Lage sieht momentan so aus, dass niemand gegen seinen Willen in Deutschland gezwungen werden darf, ein Wahrheitsserum einzunehmen. Dies wird als Angriff auf die persönliche Freiheit des Einzelnen gesehen, welcher außerdem nicht zur Wahrheit verpflichtet werden kann.

Die Alraune in der Literatur

Grimmelshausen

Das gesamte Wissen seiner Zeit über die Alraune gibt Hans Jakob Christoffel von Grimmelshausen (ca. 1622-1676, deutscher Schriftsteller) in seinem 35seitigen Buch *Simplicissimi Galgenmännlin* (1673) an den Leser weiter.

Der genaue Buchtitel lautet:

„Simplicissimi Galgenmännlin oder Ausführlicher Bericht, woher die so genannte Allräunen oder Geldmännlein bekommt, und wie man ihrer warten und pflegen soll, auch was vor Nutzen man hingegen von ihnen eigentlich zu gewartet. Erstlich durch Simplicissimum selbsten seinem Sohn zum besten an tag geben. Nachgehends mit nutzlichen Anmerck und Erinnerungen erläutert durch Israel Fromschmidt von Hugenfels. In einer harten Zeit so das Geld wie einige Leuth dagten ohngleich getheilet. Doch allen ihr Gebühr geben hat."

Adressiert ist das Buch also an seinen Sohn und an alle, die gerne mittels des Galgenmännleins ein Vermögen machen möchten.

Grimmelshausen liefert erstmals eine umfassende Abhandlung, die ausschließlich der Alraune gewidmet ist, auch die Entstehung aus dem Samen eines Gehängten ist hier geschildert: *„Wie dann die alten davon gedichtet haben, dasz aus dem harn oder samen, welchen der am galgen hangende dieb von sich liesze, eine solche wurzel würde gezeuget."*

Grimmelshausen sieht den Aberglauben rund um die Alraune kritisch an und kreidet den betrügerischen Handel mit der Pflanze an.

Für den Fall, dass ein Leser seine Kritik nicht bemerkt haben sollte, bringt er diese am Ende des Buchs nochmal an:

„Das ists nun liebr Sohn was vom gmeinen Hauffn des Galgen-Mänls halbr gesagt und von denen die sich uff so verdammlich weiß breichrn wolln in acht gnommen und vollbracht wird."

Grimmelshausen unterstützt seine Aussagen mit Anmerkungen, er will seine Leser aufklären und verwendet verschiedene erzählende Sprachstile.

Er bedient sich auch in diesem Büchlein der Weisheit und des Schalks des Simplicissimus, seine Sprache ist teils polemisch, teils satirisch.

Da die barocke Sprache und der Dialekt den Text sehr schwer verständlich machen – vielleicht haben Sie sich in der Schulzeit auch durch Grimmelshausen Werk *Der abenteuerliche Simplicissimus* gequält – möchte ich an dieser Stelle keine weiteren Textpassagen aufführen.

Brüder Grimm

Viel später, 1816, haben die Brüder Jacob (1785-1863) und Wilhelm (1786-1859) Grimm Teile des Buchs von Grimmelshausen durch Übertragung in ein damals zeitgemäßes Deutsch den Text einer breiteren Leserschaft zugänglich gemacht.

Hinzu kommen noch Angaben von Flavius, Prätorius (1663) und Bräuner (1737).

Die Sage vom Alraun ist im Werk *Deutsche Sagen* (2. Bände, 1816) enthalten.

"Es ist Sage, daß, wenn ein Erddieb, dem das stehlen durch Herkunft aus einem Diebesgeschlecht angeboren ist oder dessen Mutter, als sie mit ihm schwanger ging, gestohlen, wenigstens groß gelüsten dazu gehabt (nach andern: wem er zwar ein unschuldiger Mensch, in der Tortur aber sich für einen Dieb bekennet), und der ein reiner Jüngling ist, gehenkt wird und das Wasser läßt (aut sperma in terram effundit), so wächst an dem Ort der Alraun oder das Galgenmännlein. Oben hat er breite Blätter und gelbe Blumen.

Bei der Ausgrabung desselben ist große Gefahr, denn wenn er herausgerissen wird, ächzt, heult und schreit er so entsetzlich, daß der, welcher ihn ausgräbt, alsbald sterben muß.

Um ihn daher zu erlangen, muß man am Freitag vor Sonnenaufgang, nachdem man die Ohren mit Baumwolle, Wachs oder Pech wohl verstopft, mit einem ganz schwarzen Hund, der keinen andern Flecken am Leib haben darf, hinausgehen, drei Kreuze über den Alraun machen und die Erde ringsherum abgraben, so daß die Wurzel nur noch mit kleinen Fasern in der Erde steckenbleibt.

Darnach muß man sie mit einer Schnur vor dem Hund an den Schwanz binden, ihm ein Stück Brot zeigen und eilig davonlaufen. Der Hund, nach dem Brot gierig, folgt und zieht die Wurzel heraus, fällt aber, von ihrem ächzenden Geschrei getroffen, alsbald wäscht sie mit rotem Wein sauber ab, wickelt sie in weiß und rotes Seidenzeug, legt sie in ein Kästlein, badet sie alle Freitag und gibt ihr alle Neumond ein weißes Hemdlein.

Fragt man nun den Alraun, so antwortet er und offenbart zukünftige und heimliche Dinge zu Wohlfahrt und Gedeihen. Der Besitzer hat von nun an keine Feinde, kann nicht arm werden, und hat er keine Kinder, so kommt Ehesegen. Ein Stück Geld, das man ihm nachts zulegt, findet man am Morgen doppelt, will man lange seines Dienstes genießen und sichergehen, damit er nicht abstehe oder sterbe, so überlade man ihn nicht, einen halben Taler mag man kühnlich alle Nacht ihm zulegen, das höchste ist ein Dukaten, doch nicht immer, sondern nur selten.

Wenn der Besitzer des Galgenmännleins stirbt, so erbt es der jüngste Sohn, muß aber dem Vater ein Stück Brot und ein Stück Geld in den Sarg legen und mit begraben lassen. Stirbt der Erbe vor dem Vater, so fällt es dem ältesten Sohn anheim, aber der jüngste muß ebenso schon mit Brot und Geld begraben werden."

(Deutsche Sagen, der Alraun, 83, 135)

Martin del Rio

Als aufgeklärte Stimme gegen den Alraunenglauben ist Martin del Rio (1551-1608, Jesuit, Jurist, Philologe) zu nennen, der in seiner ***Disquitionum Magicarum libri sex*** **(1599-1600)** schreibt: *„Als ich anno 1578 das Richterliche Amt anach verwaltet, ist mir unter eines beklagten Licentiaten confiscierten Schriften, neben einem mit wunderlichen Charakter und Zeichen erfüllten Zauberbuch auch ein Lädlein, wie ein Todtensarg formieret, zur Hand gekommen, in welchem en alt schwarz Alraun-Männlein gelegen, mit sehr langem Haar aber ohne Bart, welches zur Zauberei und Vermehrung des Geldes gebraucht worden.*

Ich habe die Arme von dem Alraun weggerissen. Die, welche das gesehen, haben gesagt, es werde mich zu Hause grosses Unglück angehen.
Ich hab' aber darüber gelacht und gesagt, wer sich förchte, der könne wohl hinweg gehen.
Ich hab' endlich das Buch, Lädlein und Alraun-Männlein in das Feuer geworfen und hiervon keinen anderen Geruch, als den einer verbrannten Wurzel gerochen."

Die Kräuterbücher der Renaissancezeit – Warnung vor gefälschten Alraunen

Die meisten Autoren der bedeutenden Kräuterbücher der Renaissancezeit – wie Hieronymus Bock, Leonhart Fuchs, Bartholomäus Scheräus und Pietro Andrea Mattioli – warnten in ihren Büchern vor gefälschten Alraunen.

Hieronymus Bock

Bezüglich betrügerischer Manipulationen bei der Herstellung und Gewinnung der Alraunen, schreibt Hieronymus Bock (1498-1554, deutscher Botaniker, Arzt und lutherischer Prediger) in seinem *Kräuterbuch* (Straßburg, 1560):

„Was die Landstreicher Tiriack vnd Wurmkrämer von Alraun und Mandragora, wie die schwerlich zu bekommen vnd vnder den Galgen mit sorglicher muß ausgegraben werden, schwetzen und liegen [lügen], hat man zwar vor langest auff den märkten vnd solchen Leutten gehört. Daneben auch gesehen wie sie geschnitzte mennlin und weiblin feil hatten, welche bildtnussen auß der Wurzel Bryonia geschnitten werden, vnd so die selbige bildnuß in ein heißen sand ein zeitlang verwaret werden, verwelken sie, vberkomen also durch kunst ein andere gestalt, gleichsam sie also von natur gewachsen waren, damit werden die einfaltigen menschen vberredet."

Leonhart Fuchs

Auch der Renaissance-Botaniker Leonhart Fuchs (1501-1566, Mediziner und Autor) macht seinem Ärger über das Unwesen der Alraunenfälscher in seinem *New Kreüterbuch* (1543) Luft:

„Die Landstreicher/oder das ich sie recht nenne/ die Landbescheisser/ tragen wurzel hin und wieder feyl/ die seid nit also von sich selbs gewachsen/ sonder auß den rhorwurzeln vorhin also geschnitten das sie eine menschliche Gestalt überkomen/ dieselbigen setzens darnach wieder umb in/ so werden soelche wurzeln darauß mit har/ bart und andern dingen einem menschen ähnlich.

Darzu liegen [lügen] sie noch vil mehr/ da man soelche wurzel mueß under dem galgen graben/ mit ettlichen Ceremonien und Teufels gespenstern/ hie on hot zu erzelen/ welches lauter lug und betrug ist

Das hab ich hie woellen anzeygen/ damit sich ein yeglicher vor soelchen buben wisse zehneten."

Bartholomäus Scheräus

Bartholomäus Scheräus (eigentlich Schere, auch Scheraeus, 1574-1616, evangelisch-lutherischer Pfarrer in Sachsen) schrieb in seinem Werk *Die teutsche Sprachschul*:

„*So siehet die Alraunenwurtzel nicht einem Männlein oder Weiblein oder auch beyden ähnlich, sondern es wird eine solche Gestalt von den Landbescheißern aus anderer Gewächse Wurtzeln zugerichtet.*"

Paracelsus

Ähnlich äußert sich der Naturforscher und Arzt Paracelsus (1493-1541): „*…eine betrogne arbeit und bescheisserei von den landfarern*".

Pier Andrea Matthioli

Der Arzt Matthiolus (1501-1577, italienischer Arzt und Botaniker) erklärt, wie die gefälschten Wurzeln präpariert wurden (1563):

„*Und soll nun der güttige Leser wissen, daß solche Alraunwurtzeln ein lauter Fabelwerck und gemacht ding seien, dann sie schneiden die Brionienwurtz oder Rohrwurtzlen, dieweil sie noch frisch sind, in eines Menschen Gestalt, stecken Gersten oder Hirsekörnlen an die Stellen, da sie wöllen Haar haben, danach verscharren sie diese geschnitzte Wurtzel im Sandt, biß aus gemehlten Körnlen Zäserlen wachsen, welchs gemeiniglich in dreyen Wochen geschicht, alßdann graben sie es wiederumb aus, beschaben die angewaschsenen Zäserlen mit einem scharffen Messer und machen sie also fein subtil, als werens Haare an dem Haupt, Bart und bey der Scham. Damit werden die einfältigen betrogen […] Diese Büberey hat mir selbs ein Theriackschreyer offenbaret.*"

Johann Wolfgang von Goethe

Auch bei Deutschlands berühmtestem Dichter, Johann Wolfgang von Goethe (1749-1832), hat der Alraunenglauben in seinem Werk *Faust* (2. Teil V, 1832) Niederschlag gefunden.

Mephisto spottet in einer berühmten Textpassage über die abergläubische Menge, die seine Fähigkeiten als Schatzgräber anzweifelt - Das Volk glaubte nämlich, dass auch vergrabene Schätze von einem schwarzen Hund bewacht würden. Und so stößt sein Vorschlag, mittels eines Schatzes die Finanzen des Kaiserlichen Hofes aufzubessern, lediglich auf Unverständnis und Furcht:

„Da stehen sie umher und staunen,
Vertrauen nicht dem hohen Fund,
Der eine faselt von Alraunen,
Der andere von dem schwarzen Hund."
(Faust, 2. Teil V, 4979)

Romantische Literatur mit dem Alraunenmotiv

Die Romantik ist eine kulturgeschichtliche Epoche, die vom Ende des 18. Jahrhunderts bis weit ins 19. Jahrhundert reicht und sich insbesondere auf dem Gebiet der bildenden Kunst, der Literatur und der Musik äußerte. Die Romantik zeichnete sich dadurch aus, dass sie sich vor der Wirklichkeit des ausgehenden 18. und des beginnenden 19. Jahrhunderts verschloss und diese radikal ablehnte.

Sie verurteilte außerdem große Teile der Gesellschaft, die geprägt war vom Gewinnstreben und vom Nützlichkeitsgedanken des beginnenden industriellen Zeitalters. Die Romantik schuf ihre eigene Gegenweilt zu dieser von Verstand und Nützlichkeit geprägten Welt – die Schriftsteller lebten also im Zwiespalt der äußeren Welt und der eigenen romantischen Gegenwelt.

Die Romantiker verklärten weiter das Mittelalter, sahen in dieser mythischen Welt der Religion die ideale Zeit der Geschichte. Sie priesen das Reich der Fantasie und der Träume, bis hin zu den dunklen Bereichen der Seele. In ihrem abgeschlossenen Freundeskreis pflegten sie ihre eigene nach außen verschlossene Welt.

Die Romantiker begeisterten sich ferner für die Schönheit und Wildheit der Natur und waren sehr empfänglich für die schönen Eindrücke der Natur. Sie lehnten dagegen jeden Rationalismus ab, flohen lieber in die fantastische Welt der Mystik, der Träume und der Fantasie. Insbesondere hegten sie auch eine morbide Vorliebe für alles Düster-Schaurige, das Unheimliche bildet ein typisches Motiv der romantischen Literatur.

Und was könnte in diesen mystischen und schaurigen Motivkreis besser passen als Geschichten rund um die Alraune – und so tritt das Alraunenmotiv in der Literatur der Romantikzeit dann auch sehr abundant auf.

Wilhelm Tiecks *Der Runenberg* (1802), Friedrich de La Motte Fouqués *Eine Geschichte vom Galgenmännlein* (1810), Ludwig Achim von Armins *Isabella von Ägypten* (1812) und E.T.A. Hoffmanns *Klein Zaches genannt Zinnober* (1819) sind die bekanntesten romantischen Werke, die sich mit dem Mythos der Alraune beschäftigen.

Viele der Werke beziehen sich auch auf Grimmelshausen Werk.

Ludwig Tieck

Die Alraune ist ein wichtiges Symbol und vor allem Schicksalsmacht in Ludwig Tiecks (1773-1853, Dichter, Schriftsteller, Übersetzer und Herausgeber) Erzählung (Märchennovelle) *Der Runenberg* (1804).

Hauptperson des Werks ist der Jäger Christian, dessen Beruf seine Neigung zur Mystifizierung der Natur und zur Melancholie noch verstärkt. Er liebt und sucht die Einsamkeit der Natur, v. a. die des Waldes und des Gebirges (des Runenberges).

Eines Tages sitzt er allein und niedergeschlagen im Wald, weit weg von der Zivilisation des Dorfes. Er fühlt sich verloren, als die Sonne untergeht, da er nicht weiß, welche Richtung er einschlagen soll – weder im Wald, noch im richtigen Leben.

Auf einmal findet er eine Alraunenwurzel - als er diese gedankenlos herauszieht, hört er das sehnsuchtsvolle Klagen der Pflanze, das zur Prophezeiung für sein späteres Leben wird – ein Leben zwischen dunklen und triebhaften Momenten und lichter Rationalität: *„Gedankenlos zog er eine hervorragende Wurzel aus der Erde, und plötzlich hörte er schreckend ein dumpfes Winseln im Boden, das sich unterirdisch in klagenden Tönen fortzog, und erst in der Ferne wehmütig verscholl. Der Ton durchdrang sein innerstes Herz, er ergriff ihn, als wenn er unvermutet die Wunde berührt habe, an der der sterbende Leichnam der Natur in Schmerzen verscheiden wolle. Er sprang auf und wollte entfliehen, denn er hatte wohl ehemals von der seltsamen Alraunenwurzel gehört, die beim Ausreißen so herzdurchschneidende Klagetöne von sich gab, daß der Mensch von ihrem Gewinsel wahnsinnig werden müsse."*
(Der Runenberg, 88 f.)
Durch die Entwurzelung der Alraune, der menschenähnlichen Wurzel, welche den Übergang zwischen Vergänglichem und Ewigen symbolisiert, hat der Jäger die Grenzen aller Naturgesetze überschritten. Durch das Ausreißen der Wurzel wird Christians Schicksal besiegelt, er hat sich selbst entwurzelt – auch wenn das zunächst nicht einmal ihm klar ist.

Der Schrei der Alraune bei deren Herausreißen wird am Ende beim Jäger zu Wahnsinn und Unheil führen. Die Stimme der Alraune ist in Christians Leben allgegenwärtig, fortan teilt er den Schmerz der Alraune und wird von der geheimnisvollen Macht des Todes angezogen. Für immer ist er von nun der Welt des Berges und des Waldes verbunden, obwohl der Runenberg dunkel, dämonisch, schroff und abweisend ist. Aus diesem Grund begibt er sich zurück ins lichte Tal, vielleicht kann ihn ja ein gottgefälliges und häusliches Leben noch retten und ihm sein Seelenheil wieder zurück bringen.

Alles scheint sich zunächst auch zum Positiven zu wenden, er heiratet die schöne Elisabeth, gründet mit ihr eine Familie, auch wirtschaftlicher Erfolg ist ihm beschert.

Immer öfter denkt er aber an die Gegenwelt, an die Alraune, den Berg und an eine schöne schwarzhaarige Frau, die er dort gesehen hat – oder wenigstens zu sehen glaubte. Er ist unzufrieden mit seinem realen Leben, dem Leben im lichten Tal, weil er auf dem Runenberg (Alraunenberg) etwas erlebte, das stärker ist als das bürgerliche Glück: Die Begegnung mit sich selbst, das Eins sein mit der Natur.

Auch will ihm das Bild der schwarzhaarigen Frau nicht aus dem Kopf gehen - eine Frau, von der er meint, dass diese erotisch alles im bürgerlichen Leben Erlebbare in den Schatten stellen könne.

Der Drang nach der dunklen Welt wird stärker, als ein Fremder im Dorf erscheint und eine größere Menge Geld bei Christian zur Verwertung hinterlässt. Der inzwischen bei ihm lebende Vater erkennt, welche unheimliche Macht das Geld inzwischen über Christian hat. Er mahnt ihn zur Frömmigkeit, aber vergeblich. Auch an dieser Stelle wird wieder die Beziehung von der Alraune und dem Fluch des Geldes deutlich.

Dem Vater gesteht Christian dann auch:

„Ich kann auf lange Zeit, auf Jahre, die wahre Gestalt meines Innern vergessen, und gleichsam ein fremdes Leben mit Leichtigkeit führen: dann geht aber plötzlich wie ein neuer Mond das regierende Gestirn, welches ich selber bin, in meinem Herzen auf [...], und besiegt die fremde Macht [...] einmal, in einer seltsamen Nacht, ist mir durch die Hand ein geheimnisvolles Zeichen tief in mein Gemüt hineingeprägt."

Als er seinem Vater darüber hinaus erklärt, dass die Stimme der Alraune nie verstummt sei und er diese immer wieder höre, weiß der Vater (der Gärtner ist) sofort, wie es um seinen Sohn steht und er sieht das drohende Unheil nahen.

Christian gibt sich im weiteren Verlauf des Werks immer mehr Wahnvorstellungen hin, er ist der festen Überzeugung, dass das Leben auf dem Berg die wahre Realität ist, und er im Tal nur einen Traum lebt - und so verlässt er eines Tages seine Familie. Er wiegt sich im Glauben, das Glück der Berge, das ewige Glück, gegen etwas Vergängliches im Tal eingetauscht zu haben. Auf dem Berg lebt er dann mit einem alten Waldweib zusammen, die er für die Berggöttin, die Vision von einst, hält. Er wird vom körperlichen Verfall der Waldfrau in Bann gezogen, auch die Macht des Todes zieht ihn magisch an. So wird er immer mehr Opfer von Zwangsvorstellungen und Einbildungen.

Noch einmal kehrt Christian nach einiger Zeit ins Dorf zurück, seine älteste Tochter flieht panikartig vor dem mittlerweile völlig verwahrlosten Mann. Danach wird er nie wieder im Tal gesehen. Es zieht ihn zurück in die Einsamkeit des Bergs, er will Eins sein mit sich selbst, einen Zustand, den er nur noch auf dem Berg verspüren kann.

Heimatlos und entwurzelt gleicht er der Alraune, *"so verloren, so ganz unglückselig, eine schmerzende Wunde"* – ganz wie diese.

Heinrich Heine

Heinrich Heine (1797-1856) nimmt eine besondere Position in der Literaturgeschichte ein, er war der populärste romantische Lyriker.

In Heinrich Heines Gedicht *Waldeinsamkeit* **(1851)** sind gleich zwei Strophen der Alraune gewidmet:

„Die klügsten Waldgeister sind die Alräunchen,
Langbärtige Männlein mit kurzen Beinchen,
Ein fingerlanges Greisengeschlecht
Woher sie stammen, man weiß es nicht recht."

An anderer Stelle heißt es:

„Wo sind die Alräunchen?
Ich glaube sie halten
Sich ängstlich verborgen in Felsenspalten
Ihr kleinen Freunde, ich komme zurück,
Doch ohne Kranz und ohne Glück."

Die *Waldeinsamkeit* wurde im Oktober 1851 innerhalb des Gedichtbands *Romanzero* veröffentlicht. Das Gedicht Waldeinsamkeit ist das erste Gedicht im zweiten der drei Bücher des *Romanzero*.

Charakteristisch sind die Naturverbundenheit der Romantik und das Leben mit Elementargeistern.

Hans Heinz Ewers

Die Sehnsucht des Menschen nach Unsterblichkeit und dessen Wunsch, selbst in die Schöpfung einzugreifen und ein eigenes Wesen nach seinen Vorstellungen zu schaffen, hat Hans Heinz Ewers (1871-1943, Schriftsteller, Kabarettist, Filmemacher) 1911 in seinem Roman *Die Alraune – Die Geschichte eines lebenden Wesens* verarbeitet. Sein Werk kann als Meilenstein der fantastischen Literatur angesehen werden, die teils äußerst drastischen Darstellungen machten ihn über Nacht zum skandalumwitterten Bestsellerautor. Gleichzeitig musste er sich dem Vorwurf stellen, seine Werke seien trivial, unmoralisch und pornographisch, voyeuristisch-reißerische Elemente und schaurige Ereignisse wurden vom Publikum als ebenso anrüchig wie anziehend empfunden. So zeigt sich Ewers Berichterstattung vielfach schonungslos und drastisch, er schockierte seine Leserschaft mit grauenhaften und für die damalige Zeit auch pornographisch anmutenden Details.

Sein Werk gehört zu den sogenannten Gothic Novels, die Atmosphäre des Buchs ist meist morbide und düster, in verstörender Weise werden menschliche Abgründe aufgezeigt.

Mit der Schaffung einer fantastischen Wirklichkeit tritt Ewers in die Fußstapfen von E. T. A. Hoffmann und Edgar Allan Poe.

In seinem Buch *Die Alraune – die Geschichte eines lebenden Wesens* hat Ewers die Alraunensage in sein Werk eingearbeitet, indem er das Leben und das dämonische, wenn auch passive, Wirken des künstlich gezeugten Mädchens Alraune schildert. Die beiden männlichen Hauptpersonen des Romans, der Student Frank Braun und sein Onkel, der Geheimrat und Wissenschaftler Jakob ten Brinken, hegen den ebenso verwegenen wie auch verwerflichen Plan, die alte Sage vom Alraunenwesen Realität werden zu lassen. Aus wissenschaftlicher Neugier und Lust am Spiel mit der Schöpfung wollen sie einen Menschen kreieren, der alle Laster in sich vereinigt.

Getreu der Sage vom Galgenmännlein wird der Samen eines gehängten Lustmörders einer Hure appliziert, das daraus entstehende Kind solle die Summe der Lasterhaftigkeit, Sünde und Verruchtheit seiner Eltern werden.

Die Alraunensage wird Wirklichkeit, als der Student Frank Braun seinen Onkel, den Geheimrat Jakob ten Brinken, überredet, die Alraune zu schaffen: *„Und darum, Ohm Jakob, musst du eine Dirne wählen, die schamloseste, nimm die frechste von allen, nimm eine, die geboren wurde zur Metze. Nicht eine, die ihr Gewerbe treibt aus Not, eine die der Verführung erlegen ist. O nein, die nicht. Nimm eine, die schon Buhlerin war, als sie gehen lernte, eine, der ihre Schande eine Lust ist und das einzige Leben. Die musst du wählen, Ihr Schoss wird sein wie der der Erde. [...].*

Bist ja kein Schulbub in solchen Dingen, du magst ihr viel Geld geben, sie dir kaufen für deinen Versuch. Und wenn sie die rechte ist, wird sie sich winden vor Lachen, wird dich an ihren fettigen Busen pressen und dich abküssen vor Lust. Weil - du ihr etwas bietest, was ihr kein anderer Mann je bot – vor dir!"

(Die Alraune – die Geschichte eines lebenden Wesens, 65)

In einer recht aggressiven Sprache werden am Beispiel der aus der künstlichen Befruchtung entstandenen Alraune die Probleme des selbsternannten Schöpfers und seiner Kreatur, die ihm immer mehr entgleitet, geschildert.

Die heranwachsende Alraune wird zur Versucherin und Verführerin, zur Kreatur des Bösen, die ihre männliche Umgebung beherrscht. Sie weiß ihre Reize gezielt einzusetzen, sie agiert als manipulative und skrupellose Männerverderberin, als erotischer Dämon und Femme fatale, der fast alle Männer verfallen. Solange sie nicht begehrt wird, verhilft sie Personen in ihrer Umgebung zu unerwartetem Reichtum. Männern jedoch, die sich in sie verlieben, drohen finanzieller Ruin und am Ende ein grausamer Tod. Ihren Konstrukteur bspw. treibt sie in den Selbstmord.

Am Ende des Romans wirft Alraunes Erfinder ein Galgenmännlein – der Ausgangspunkt der Erzählung und die treibende Idee für die Schaffung des Mädchens Alraune – ins Feuer, in diesem Augenblick erlöscht auch die Magie der erschaffenen Alraune. Als Schlafwandlerin, die plötzlich aus ihrem Traum erweckt wird, stürzt sie in die Tiefe.

Ewers selbst sah übrigens in der künstlichen Befruchtung der Alraune einen frevelhaften Eingriff in die Gesetze der Natur, der alle Beteiligten ins Unglück stürzen muss. So spricht Ewers zu Beginn des Romans zu einer fiktiven Freundin: *„Wie willst Du leugnen, liebe Freundin, dass es Wesen gibt – keine Menschen, keine Tiere – seltsame Wesen, die aus der verruchten Lust absurder Gedanken entsprangen […]. Böse ist es, sehr böse, hineinzugreifen in die ewigen Gesetze mit frecher Hand sie herauszureissen aus ihren ehernen Fugen."*
(Die Alraune – die Geschichte eines lebenden Wesens, 5)

Hermann Jäger

Hermann Jäger (1815-1890, Gärtner und Gartenschriftsteller) führt in seinem Werk *Der Apothekergarten* (erstmals 1859 erschienen) die Alraune als Pflanze von hauptsächlich historischer Bedeutung auf.

Die einst berühmteste Pflanze werde nur noch selten als Schlafmittel eingesetzt. Ansonsten werden in dem Werk alle medizinisch wichtigen Pflanzen aufgeführt, weiter gibt Jäger Anleitung zu Pflege und Zucht und wie die einzelnen Pflanzen verarbeitet werden können.

„Diese Pflanze war einst fast die berühmteste des Altertums, wurde wie heutzutage das Morphium gebraucht, war aber noch mehr als Zaubermittel berühmt, zu welchem Zwecke man künstliche Alraunen machte und andere Wurzeln dafür ausgab.

Jetzt sind noch die Blätter, die Wurzel und Früchte (Schlafäpfel) als Fol, Herb., Cortex radicarum und Fructus Mandragorae gebräuchlich.

Ich führe sie nur der Merkwürdigkeit wegen auf, weil sie in den Köpfen abergläubischer Leute noch immer als ein wichtiges Heilmittel gilt, denn bei uns ist sie nicht offizinell und kaum irgendwo zu haben.

Man kann sie wie die Belladonna ziehen, muss aber die Pflanze im Winter mit Laub bedecken."

Der Apothekergarten **(erstmals 1859 erschienen)**

Epilog

Nun sind Sie, liebe Leserin und lieber Leser, am Ende dieses Büchleins angelangt.

Vielleicht wollen Sie noch wissen, ob ich selbst die zauberkräftige Wirkung der Alraune getestet habe? Nun, ich habe mir tatsächlich eine Alraunenwurzel in der Apotheke bestellt und diese liegt seitdem, noch verpackt, zuhause auf einem Schränkchen. Von Zeit zu Zeit betrachte ich jedoch die Wurzel, ein leichter Schauer läuft mir dabei über den Rücken, geradezu wie damals, als ich an diesem kalten Wintertag in der Vorlesung erstmals von der Alraune hörte.

Aber morgen, das habe ich mir felsenfest vorgenommen, hat das letzte Stündlein der Alraunenwurzel geschlagen, da werde ich mir einen schönen Tee aus ihr bereiten. Und dann gilt es, abzuwarten. Abwarten und Tee trinken.

Was dabei raus gekommen ist, werde ich Ihnen demnächst berichten.

Bis dahin wünsche ich Ihnen alles Gute.

Ihre Apothekerin Dr. Angela Fetzner

Zur Autorin

Dr. Angela Raab geb. Fetzner, geboren in Bad Kissingen, ebenda auch aufgewachsen.
Studium der Pharmazie in Würzburg, anschließend Approbation zur Apothekerin. Aufbaustudium der Pharmaziegeschichte in Marburg, Abschluss als Pharmaziehistorikerin.
Dort auch Promotion zum Dr. rer. nat.
Seit 1996 bis dato Arbeit in öffentlichen Apotheken und Krankenhausapotheken in ganz Deutschland sowie der Schweiz. Daneben Seminartätigkeit im In- und Ausland.
Von 2012-2018 Veröffentlichung von mehr als 50 Ratgebern und Fachbüchern v. a. zu verschiedenen Gesundheitsthemen, die zehntausende von Lesern begeistern.

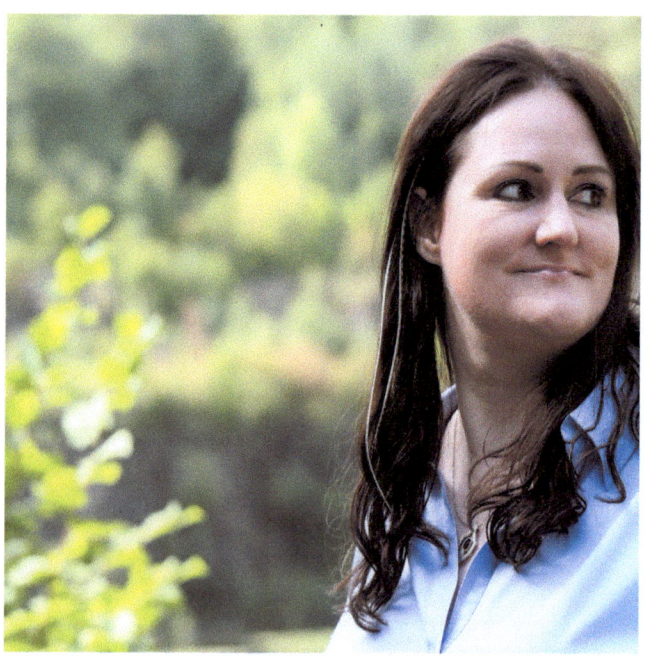

Ein herzliches Dankeschön

- an dieser Stelle an alle werten Leserinnen und Lesern. Lob, Kritik oder Anregungen können Sie mir gerne auf meiner Facebook-Seite
https://www.facebook.com/AngelaFetzner
oder auf meiner Autorenhomepage mitteilen:
http://www.angela-fetzner.de

Bücher von Dr. Angela Fetzner

Finden Sie alle auf der Autorenhomepage:
http://www.angela-fetzner.de

Auf meiner Homepage finden Sie nicht nur alle meine Bücher und E-Books. Darüber hinaus möchte ich meinen Leserinnen und Lesern auch einen besonderen Service bieten. So stelle ich auf meiner Homepage regelmäßig Onlinelesungen von mir ein, weiter schreibe ich Blogartikel zu verschiedenen Themen sowie Rezensionen zu diversen Büchern.

Hier können Sie sich auch für meinen Newsletter anmelden, um regelmäßig Informationen über neue Bücher, Preisaktionen, Verlosungen und Gesundheitstipps zu erhalten.

Außerdem finden Sie meine E-Books in allen führenden Online Shops und die Druckbücher im Versand- und Standardbuchhandel.

Sie finden mich auch in den sozialen Netzwerken: **Facebook, Twitter, Instagram und Youtube.**

https://angela-fetzner.de/___/

Leseprobe – Die Betelkauer

„Wissen beginnt mit der Erkenntnis der Unzuverlässigkeit der Wahrnehmungen, mit der Zerstörung von Täuschungen, mit der Enttäuschung."

Erich Fromm (1900-1980), deutsch–amerikanischer Psychoanalytiker und Philosoph

Auf den Straßen von Südostasien sind sie allenthalben anzutreffen, die Betelkauer. Wenn man dort auf einen Einheimischen stößt, der einen freundlich anlächelt und dabei gleichzeitig schwärzlich gefärbte Zähne offenbart - dann ist man gerade einem Betelkauer begegnet.

Aber was ist das eigentlich genau, ein Betelkauer? Und was macht das Betelkauen derart reizvoll, dass sich etwa ein Zehntel der Weltbevölkerung dem Betelgenuss verschrieben hat?

Und warum sind die Straßen von Südostasien weit und breit mit den blutroten Flecken der Betelkauer gepflastert?

Diesen und vielen weiteren brisanten Fragen geht die Apothekerin Dr. Angela Fetzner in ihrem Buch ausführlich nach. Die Autorin berät und informiert als promovierte Apothekerin seit zwei Jahrzehnten zahlreiche Kunden.

Vorwort

Meine erste Bekanntschaft mit der Betelnuss machte ich als junges Mädchen im Rahmen meines Pharmaziestudiums – ich weiß es noch wie heute. In der Vorlesung „Pharmazeutische Biologie" erwachte ich mit einem Mal aus meinem allmorgendlichen Dämmerschlaf, als der Professor begann, von den Betelkauern Südostasiens zu erzählen, deren blutrote Speichelflecke weithin die Straßen säumen. Augenblicklich war mein Interesse für diese teils unheimliche Sitte Südostasiens – das Betelkauen - geweckt, und auch im Laufe der Jahre gingen mir die Betelkauer nie ganz aus dem Sinn. Als ich diesen dann tatsächlich bei einer Reise nach Myanmar begegnete, reifte der Wunsch in mir, ein Buch über die Betelkauer zu schreiben.

Prolog

Die Luft ist schon am frühen Vormittag so drückend heiß, dass ich beim Schlendern entlang der kleinen Marktstände das Gefühl habe, durch ein Meer von glühenden Kohlen zu gehen. Die unbarmherzige Hitze, von der erst der Abend Erlösung bringen wird, lässt mir bei jeder kleinsten Bewegung die Schweißperlen auf der Stirn stehen.

Es wimmelt indes vor Menschen in bunten Kleidern, überall Stimmengewirr, Geschrei, Klirren, dazwischen Gackern von Hühnern. Das Angebot der Waren auf dem Markt ist bunt gemischt, von Gemüse, Obst über Fisch und Kleidung wird hier alles feilgeboten. Mein Blick fällt auf kunstvoll aufgebaute Bananen, weiter auf Mangos, Kokosnüsse, Orangen und Limetten. Daneben stapeln sich Berge von Blumenkohl, ferner Möhren, Tomaten, Auberginen, Paprikaschoten, Mais, Süßkartoffeln, Zwiebeln und Knoblauch. Junge Mädchen balancieren gleichmütig Körbe mit frischem Obst auf dem Kopf. Eine Marktfrau fuchtelt mit den Händen in der Luft, eine Kundin erwidert die Handbewegungen mit lautem Gekreische.

Alle Waren werden angefasst, in der Hand gedreht, ausgiebig geprüft und notfalls wieder verworfen. Feilschen, Kaufen, Verkaufen - all dies bestimmt die Szenerie des Marktes. Ein alter Mann döst in einer schattigen Ecke. Die Zeit scheint stehen geblieben zu sein – ebenso die Luft, die schwer, drückend und heiß ist, geschwängert von Gerüchen nach Gewürzen, von denen ich Anis, Kurkuma und Nelken wahrnehme.

Ich gehe weiter, passiere Stände mit getrockneten Fischen und Eiern. Daneben werden Hühner präsentiert – teils lebend und aufgeregt gackernd in Bambuskörben verstaut, teils verarbeitet in Form von Hühnerfüßen und –köpfen dargeboten.

Angewidert wende ich mich ab und schlendere weiter – hier möchte ein Mann Keramikwaren verkaufen, dort eine Frau dekorative Seide. Verschiedene Imbissstände reihen sich daneben, ich pausiere kurz bei einer Händlerin, die leckere Bananenscheiben in Öl brät. Ich schwelge in einem Meer von bunten Farben und fremdländischem Odeur, nehme das berauschende Fest für alle Sinne tief in mir auf. Ein paar Ecken weiter lächelt mir ein junges Mädchen freundlich entgegen.
Ich erwidere ihr herzliches Lachen, bleibe an ihrem Stand stehen. Mit geschickten Händen stellt die junge Frau Betelbissen her. Aus einem Korb entnimmt sie die frischen, herzförmigen Betelblätter, darauf streicht sie eine geringe Menge gelöschten Kalks – dies ist notwendig, um die Wirkstoffe des Betelsamens freizusetzen. Alsdann gibt sie zerkleinerte Stücke des Betelsamens auf die Betelblätter. Um den bitteren Geschmack der Betelnuss zu kaschieren, gibt man wahlweise Anis, Curcuma, Ingwer, kandierte Früchte, Kardamom, Minze, Nelken oder Süßholz dazu. Auch die Zugabe von Tabak ist üblich, in manchen Ländern werden auch weitere psychoaktive Stoffe (z. B. Nikotin, Haschisch oder auch Opium) zugesetzt. Zum Schluss werden die Betelblätter zusammengerollt, so dass ein handliches Päckchen entsteht. Üblicherweise wird der Betelbissen kurz im Mund gekaut und dann längere Zeit in der Backentasche ausgesaugt. Der dabei reichlich entstehende blutrote Speichel wird von Zeit zu Zeit ausgespuckt.

Auch ich erwerbe für kleines Geld drei Betelbissen, die ich aber zunächst unschlüssig mit mir herumtrage. Die Wirkung besteht für den Betelkauer darin, dass er sich in einen Zustand des Wohlbefindens, der stoischen Gelassenheit, der Sorglosigkeit und der Euphorie versetzt. Auch ich will mir diesen Zustand zu Eigen machen und beschließe, den Betelbissen später – abseits des Markttrubels – zu genießen.

Betelkauen – Genuss- oder Sucht?

Auf den Straßen von Südostasien sind sie allenthalben anzutreffen, die Betelkauer. Wenn man dort auf einen Einheimischen stößt, der einen freundlich anlächelt und dabei gleichzeitig schwärzlich gefärbte Zähne offenbart - dann ist man gerade einem Betelkauer begegnet. Aber was ist das eigentlich genau, das Betelkauen? Was macht das Betelkauen derart beliebt, dass sich etwa ein Zehntel der Weltbevölkerung dem Betelgenuss verschrieben hat? Wie wirkt die Betelnuss - der Hauptbestandteil des Betelbissens? Und warum sind die Straßen von Südostasien weit und breit mit den blutroten Flecken der Betelkauer gepflastert?

Betel wird bereits seit etwa 2000 Jahren v. a. in Südasien und Südostasien konsumiert, nach Nikotin und Alkohol ist es die beliebteste psychostimulierende Substanz.

Warum übt Betel auf viele Menschen eine derart magische Anziehungskraft aus? – Ist es die Tatsache, dass die Droge den Konsumenten in einen Zustand der erdentrückten Sorglosigkeit führt, in eine Welt von bunter Fantasie, in ein betörendes Enthobensein von Raum und Zeit?

Oder ist es eher die Tatsache, dass Betel die Tatkraft sowie die körperliche und geistige Leistungsfähigkeit steigert? Oder schätzt man, dass Betel Sorgen und Kummer mildert und das Leben – zumindest scheinbar – zu versüßen vermag?

Vielleicht ist es aber auch einfach die Gewohnheit – oder vielmehr die Sucht – die Menschen immer und immer wieder zu Betel greifen lässt? Und welchen Tribut zahlen die Betelkauer für den vielgelobten Genuss? Ist es nur ein kurzfristiger Betrug des Bewusstseins – oder zahlen die Betelkauer einen hohen Preis mit Nebenwirkungen und langfristigen negativen Folgen für die Gesundheit?

Diesen und vielen weiteren brisanten Fragen geht Apothekerin Dr. Angela Fetzner in ihrem Buch ausführlich nach.

Gefahren-Hinweis

Ich möchte an dieser Stelle darauf hinweisen, dass die Betelnuss eine giftige und nicht ungefährliche Droge ist, von eigenen Experimenten mit dieser Droge ist daher dringend abzuraten. Die Gefährlichkeit der Betelnuss ergibt sich insbesondere aus ihrer engen therapeutischen Breite, d. h. die Bandbreite zwischen erwünschter Wirkung und starken Nebenwirkungen bis hin zum Tod ist oft sehr schmal. Alle dargestellten Rezepte dienen daher lediglich der Information des Lesers/der Leserin. Nicht nur die Betelnuss ist giftig – auch viele andere in diesem Buch aufgeführten Pflanzen und Zutaten sind gefährlich, giftig und teils auch illegal. Dies ist an den jeweiligen Textstellen nicht im Einzelnen vermerkt. Wer nichtsdestotrotz die Betelnuss oder andere genannte Pflanzen/Zutaten in gleich welcher Form anwendet, tut dies auf eigene Gefahr.

Die Autorin übernimmt keinerlei Haftung.

Ich hoffe, Ihnen mit diesem notwendigen Gefahrenhinweis nicht den Spaß und die Freude an diesem Buch zu trüben. Aber noch immer – oder auch gerade noch immer - gilt Paracelsus' berühmter Spruch: „Alle Dinge sind Gift, und nichts ist ohne Gift; allein die Dosis macht, dass ein Ding ein Gift ist." Nun aber in medias res – lassen Sie uns die Geschichte von den Betelkauern beginnen.

Verbreitung des Betelkauens

Abgesehen vom Alkohol- und Nikotinkonsum ist das Betelkauen die weltweit am meisten verbreitete Sucht.

Es liegen keine exakten Zahlen vor, aber man vermutet, dass etwa ein Zehntel der Weltbevölkerung regelmäßig Betel konsumiert. Freilich konnte sich das Betelkauen nur in Gegenden einbürgern, in denen der Betelpfeffer wächst oder aber in unmittelbarer Nähe der Anbaugebiete, da sich nur frische Betelblätter zur Herstellung der Betelprieme eignen.

Demnach reicht das Verbreitungsgebiet des Betelkauens von Südasien, Südostasien über Pakistan bis nach Papua-Neuguinea. Während der Gebrauch von Betel in einigen Ländern (z. B. Taiwan) rückläufig ist (aufgrund von umfangreichen Aufklärungsmaßnahmen über die Gefahren von Betel), steigt in anderen Ländern (bspw. auf den Philippinen) der Konsum von Betel. Allgemein lässt sich auch sagen, dass der Konsum von Betel hauptsächlich in ländlichen Gegenden geschätzt wird, während Betelkauer in urbanen Gegenden seltener anzutreffen sind. Mehrheitlich frönen Männer dem Genuss von Betel, bei Frauen ist die Verwendung weit weniger verbreitet. Die Gründe für den Konsum von Betel sind zahlreich und so vielfältig wie die Menschen selbst.

Zum einen wird Betel häufig als Wachmacher nach dem Essen gekaut, zum anderen wird es seit jeher Gästen als Zeichen der Gastfreundschaft und der Höflichkeit gereicht. Auch bei Zeremonien, Empfängen und religiösen Festen ist Betel als kulturelles Element nicht wegzudenken.

Freilich sind es auch die harten und entbehrungsreichen Lebensumstände in vielen Teilen Asiens, die zahlreiche Menschen zu Betel greifen lassen. So halten sich insbesondere Bauarbeiter, Lastwagenfahrer und Taxifahrer während langer Schichtdienste mittels Betelbissen wach und konzentriert. Aber auch geistig Schaffende rühmen, dass Betel das Nachdenken erleichtert und die geistige Leistungsfähigkeit erhöht. So kommt es auch, dass Betelbissen in ganz Südostasien und Indien als Genuss- und nicht als Rauschmittel gelten. Und so wie jede Zeit ihr eigenes Rauschmittel hat, hat auch jede Kultur ihre eigene Droge – welche in Südostasien und Südasien v. a. einen Namen trägt: Betel.

Geschichte des Betelkauens

Eine so weite Verbreitung eines Genussmittels wie die des Betels setzt eine lange geschichtliche Vergangenheit voraus. Nur so lässt sich die Verbreitung von Land zu Land erklären, die ihren Ursprung aller Wahrscheinlichkeit nach im indischen Archipel (Malaiisches Archipel) genommen hat. Denn das Eindringen in verschiedenartige Volksschichten und in räumlich weit auseinander liegende Gebiete kann nur durch einen sehr langen Zeitraum der Verbreitung erklärt werden. So geht man davon aus, dass das Betelkauen schon vor weit mehr als zweitausend Jahren praktiziert wurde.

Theophrastus von Eresos (um 371 v. Chr.-287 v. Chr., griechischer Philosoph und Naturforscher), der als frühester Begründer der wissenschaftlichen Botanik gilt, liefert in seiner Geschichte der Pflanzen (lat. De Historia Plantarum) eine ausführliche Beschreibung der Blätter der Arecapalme. Das Betelblatt, der zweite wichtige Bestandteil des Betelbissens, wird bereits in der ältesten einheimischen geschichtlichen Urkunde Sri Lankas, um das Jahr 504 v. Chr., als Geschenk einer Prinzessin an ihren Geliebten erwähnt.

Auch berühmte persische Ärzte wie Rhazes (um 864-925, persischer Arzt, Naturwissenschaftler und Alchemist) und Avicenna (um 980-1037, persischer Arzt, Alchemist, Astronom, Dichter, Philosoph, Physiker und Mathematiker) beschrieben die Betelnuss. Im Laufe der Jahrhunderte, als sich die Verbindungswege per Schiff Richtung Osten allmählich vervollkommneten, machten sich immer mehr Reisende besonders nach Indien auf und lieferten in ihren späteren Reiseberichten ausführliche Beschreibungen der Betelnuss, des Betelblatts sowie Darstellungen über die Gewohnheit des Betelkauens.

Eine gute Beschreibung liefert etwa Garcia da Orto (1499-1568, portugiesischer Arzt und Botaniker), der als Arzt und Statthalter mehr als 30 Jahre in Indien tätig war. Sein Pflanzenwerk erschien 1567 in portugiesischer Sprache (Colóquios dos Simples e Drogas e Cousas Medicinais da Índia) und wurde 1605 in lateinischer Sprache in Carolus Clusius' (1526-1609, niederländischer Botaniker und Gelehrter) Werk Exoticorum libri aufgenommen.

Auch Jan Huygen van Linschoten (1563-1611, niederländischer Kaufmann, Autor, Entdecker) berichtet in seinem Werk Navigatio ac itinerarium in Orientalem sive Lusitanorum Indiam (1599, aus dem Niederländischen ins Lateinische übersetzt) von der Betelnuss und seiner Wirkung auf den Menschen.

Das Betelkauen verbreitete sich demnach immer mehr, und fand erst dort seine natürliche Grenze, wo die notwendigen Bestandteile wegen ungeeigneter Bodenbeschaffenheit oder unpassender Klimaverhältnisse nicht gedeihen konnten – oder wenn durch eine lange Transportdauer oder Zwischenhandel die Bestandteile ihre Wirkung verloren oder aber so teuer wurden, dass den niederen Bevölkerungsschichten dadurch der Gebrauch verschlossen blieb. Denn die wichtigsten Voraussetzungen für eine weite Verbreitung eines Genussmittels sowie dessen nachhaltige Einbürgerung sind, dass dieses Genussmittel preiswert sowie leicht erhältlich ist.

Betel ist noch heutzutage das bevorzugte Genussmittel in ganz Süd-, Ost- und Südostasien, auch wenn der Konsum immer mehr von Tabak und Alkohol zurückgedrängt wird. Insbesondere in Ländern wie Myanmar ist das Betelkauen jedoch noch immer sehr weit verbreitet, währenddessen die Sitte in Japan nie Fuß fassen konnte. Auch nach Europa ist der Betelgenuss nie vorgedrungen, was teils durch die nicht vorhandene Verfügbarkeit der Betelblätter in Europa (schnelles Verderben der Betelblätter beim Transport und dadurch bedingter Verlust der Wirkstoffe) bedingt ist, teils dem hierzulande unästhetisch empfundenen Prozess des Betelkauens (permanentes Ausspucken, Verfärbung der Zähne und des Zahnfleischs) geschuldet ist.

So ist der Konsum von Betel in Europa meist eher experimenteller Natur und beschränkt sich auf die Einnahme von Betelnüssen ohne Betelblätter. Fertigprodukte, wie sie v. a. in Indien produziert werden, sind hierzulande in Asia-Läden erhältlich (Die Fertigprodukte enthalten allerdings keine Betel-Blätter). Kürzlich hatte ich in einem hiesigen Onlinegeschäft jedoch Betel-Blätter, die zum Verkauf angeboten wurden, gesichtet – indes verwundert es nicht, dass Käufer in Bewertungen reklamierten, dass die Ware verdorben und ungenießbar war. Weiterhin ist mir aufgefallen, dass bei Amazon (USA) sowohl Betelblätter als auch Betelnüsse und gelöschter Kalk zu erwerben sind, so dass der Verbraucher seine Betelbissen auch in den USA zubereiten kann – was indes die Qualität und Wirkung der Betelbisse anbetrifft, steht sicher außer Diskussion.

Herstellung und Bestandteile des Betelbissens

Zur Herstellung der Betelbissen werden üblicherweise mindestens drei Bestandteile benötigt: Die Betelnuss (lat. Areca catechu), die Blätter des Betelpfeffers (lat. Piper betle) und gelöschter Kalk. Auch wenn der Namensgeber für den Betelbissen die Blätter des Betelpfeffers sind, ist die pharmakologisch wirksame Komponente die zerkleinerte Betelnuss. Gelöschter Kalk (Calciumhydroxid) sorgt indes dafür, dass der Hauptwirkstoff - ein Alkaloid, dazu später mehr - in die basische Form umgewandelt wird. In dieser Form kann das Alkaloid die sogenannte Blut-Hirn-Schranke überwinden und somit besser resorbiert werden. Der Kalk wird häufig mit Curcuma gefärbt, um die Optik zu verbessern. Oftmals werden dem Betelbissen weitere Zutaten wie verschiedene Gewürze oder Früchte (Anis, Curcuma, Ingwer, kandierte Früchte, Kardamom, Kokosnuss, Koriander, Limetten, Minze, Moschus, Muskat, Nelken, Süßholz, schwarzer Pfeffer und Zimt) sowie andere psychoaktive Substanzen (Haschisch, Nikotin, Cocablätter und Opium) zugesetzt.

Neben Gewürzen und psychoaktiven Substanzen erfolgt häufig die Zugabe von Gambir. Gambir ist der aus Uncuaria gambir (Stammpflanze) gewonnene und eingedickte, gerbstoffreiche Extrakt aus den Blättern und Trieben der Pflanze. Uncuaria gambir (Familie Rötegewächse, lat. Rubiaceae) ist eine in Südostasien beheimatete strauchartige Kletterpflanze.

Zur Herstellung des Betelbissens werden gewöhnlich ein bis drei Betelblätter mit etwas Brei aus gelöschtem Kalk bestrichen und dann mit einigen Stücken einer frischen oder weich gekochten und zerkleinerten Betelnuss versetzt. Danach werden – wie bereits beschrieben – je nach Wunsch weitere Zutaten zugegeben. Die für die Betelbissen verwendeten Betelblätter sollten möglichst frisch sein – nur dann haben sie einen hohen Gehalt an Eugenol (ätherisches Öl), welches den bitteren Geschmack der Betelnuss teilweise überdeckt.

Auch wenn die oben genannte Art der Zubereitung der Betelbissen die gebräuchlichste ist, gibt es – je nach Kulturkreis und Region – unzählige andere Arten der Herstellung von Priemen.

So ist es in Indien auch üblich, die Betelnuss in vier oder mehr Stücke zu schneiden und jeweils ein Stück davon in den Mund zu schieben.

In Thailand dagegen schneidet man ein Stück von der Hülle der Betelnuss ab und befördert die Nuss mittels der Hülle in den Mund. Danach wird ein Betelblatt mit etwas gelöschtem Kalk bestrichen, zusammengerollt und der Betelnuss in den Mund nachgeschoben. Häufig wird auch ein Stück Betelnuss in ein Betelblatt gewickelt, mit Kalk bestreut oder in diesen getaucht und dann in den Mund gesteckt.

Auf den Philippinen geht man hingegen oftmals folgendermaßen vor: Ein Blatt Betelpfeffer wird mit einem kleinen Stück gelöschten Kalks bestrichen und von beiden Rändern zusammengerollt. Alsdann wird das eine Ende der Rolle in das andere gesteckt, so dass ein Ring entsteht. In diesen Ring wird ein Stück Betelnuss passender Größe hineingesteckt.

Auf Malaysia, Borneo und Java gibt es wieder eine abgewandelte Herstellungsweise: Zunächst wird das Betelblatt vorsichtig am Knie hin und her gestrichen, um etwaige Wassertropfen zu entfernen. Hierauf wird die Oberseite des Betelblattes dünn mit gelöschtem Kalk bestrichen, dann wird je ein Stückchen Betelnuss und Gambir auf das Blatt gelegt, welches nach der Prozedur zwei- bis dreimal gefaltet wird. Den so erhaltenen Betelpriem nennt man auch Sepah oder Sirihpriem. Wenn beim Kauen kein Saft mehr aus dem Betelbissen gepresst werden kann, legt man häufig Tabak in das Betelblatt nach.

An der Nordostküste von Papua-Neuguinea wird folgendermaßen verfahren: In einer Calebasse wird pulverisierter ungelöschter Kalk aufbewahrt. Dieser wird von Zeit zu Zeit mit einem Spatel in den Mund gebracht, wo er gelöscht wird. Bereits zuvor hat man Betelblätter und noch unreife, grüne Betelstücke im Mund zerkaut.

In Neu-Britannien werden Betelnuss und Betelblätter meist in gebrannten Kalk getaucht. In einigen Gegenden wird auch Katechu zugesetzt, der Presssaft aus dem Holz von Acacia catechu. Der Zusatz von Catechu ist bspw. besonders auf Bali beliebt.

Bei den Malaien werden die Prieme besonders sorgfältig zubereitet: Nach einem komplizierten Verfahren werden die Betelblätter gewässert, dann getrocknet und die Hauptnerven entfernt. Neben der Betelnuss wird noch Gambir, Catechu und/oder Tabak zugegeben.

Früher benutzten malaiische Giftmörder übrigens eine Mischung aus Betelnüssen und Opium, um ihre Opfer zu vergiften und auszurauben.

Insbesondere in Indien wird zum Betelbissen (in Indien pan genannt) häufig noch Tabak zugesetzt, diese Art der Zubereitung ist in Indien mittlerweile sogar am beliebtesten. Europäer empfinden den Geschmack der Betelbissen mit Tabak versetzt indes häufig als unangenehm. Mit Tabak versetzte Betelbissen sind mittlerweile auch fertig verpackt erhältlich. Auch setzen sich in Indien Betelprieme ohne Betelpfeffer (Gutka, Pan masala) immer mehr durch, diese Prieme sind besonders bei Jugendlichen beliebt. Palang tor (sogenannte Hochzeitsbrecher) sind bestimmte Betelbissen, die vom Bräutigam in der Hochzeitsnacht als Stimulans verwendet werden. Die Zusammensetzung der „Hochzeitsbrecher" ist geheim und wird von einer Generation Betelbereiter (panwari oder panwadi genannt) zur nächsten weitergegeben. Aber so fantasievoll die Betelprieme gestaltet werden – so unappetitlich ist ihr Ende, wie im nächsten Kapitel zu lesen ist.

Die Betelkauer

Die Straßen und Gehsteige von Südostasien sind - soweit das Auge reicht - gesäumt von tiefroten Flecken. Der unbedarfte Tourist könnte meinen, es handle sich dabei um Blutspuren. Mitnichten! Es sind Betelflecke, denn Betel regt den Speichelfluss an und dieser muss irgendwo entsorgt werden – sei es aus einem Auto, einem Lastwagen oder aus einem Bus.

Notfalls auch vom Taxifahrer aus dem fahrenden Auto - regelmäßig fliegt Spucke in hohem Bogen aus dem Fenster – als Passant muss man indes aufpassen, nicht Opfer einer solchen Spuckattacke zu werden.

Gegen das permanente Ausspucken scheinen selbst Verbotsschilder nichts zu nützen, die vielerorts aufgestellt sind – und die das Spucken gänzlich verbieten oder zu diszipliniertem Spucken auffordern. Im Gegenteil, manche Betelkauer bemühen sich gar, möglichst kunstvoll auszuspucken und auf Bali herrscht mancherorts sogar die Ansicht, dass Frauen, die nicht ausspucken können, nichts taugen.

Aber nicht nur Betelflecke erregen die Aufmerksamkeit des geneigten Touristen oder erzeugen bei diesem Ekel und Abscheu – auch die rot gefärbten Zähne und die roten Münder der Betelkauer bieten keinen verlockenden Anblick. Jahrelanges Betelkauen fordert seinen Tribut, spätestens ab Mitte dreißig zeigen sich im Mund des Betelkauers meist rot-schwarz verfärbte Zahnstummel und ein sichtlich angegriffenes und degeneriertes Zahnfleisch. Man könnte sich geradewegs in einem schlechten Horrorfilm wähnen, wenn ein Betelkauer den Mund öffnet und sich das ganze Grauen offenbart.

Was für unsere Begriffe aber nicht gerade appetitlich und reizvoll wirkt, gilt in manchen Gegenden Südostasiens tatsächlich als Schönheitsideal.

Denn während weiße Zähne dort das Signum von Tieren oder Dämonen sind, sind schwarze oder rote Zähne dem Menschen vorbehalten. In Malaysia kursiert teilweise die Ansicht, dass weiße Zähne für den Menschen unwürdig sind, weil diese dem Gebiss von Hunden und Affen nachempfunden seien.

Dieses Schönheitsideal ist jedoch rückläufig, gerade Leute, die in der Öffentlichkeit stehen, möchten sich nicht unbedingt mit schwarzen Zahnstummeln präsentieren. Durch das ständige Kauen der Betelprieme verändert sich auch die Form des Kiefers und die Lippen werden größer – aber auch diese dem Betelkauen geschuldeten anatomischen Besonderheiten werden in den Ländern Südasiens und Südostasiens häufig als besonders attraktiv empfunden.

Kehren wir nun aber zu den blutroten Speichelflecken der Betelkauer zurück, welche sämtliche Straßen Südostasiens pflastern. Ursache für den roten Speichel sowie für die Verfärbungen der Zähne und des Zahnfleischs ist der rot färbende Gerbstoff Arecarot, der in der Betelnuss gar einen Gehalt von bis zu 15 % aufweist.

Der Betelbissen wird von den Betelkauern kurz gekaut, dann in den Backentaschen geparkt und dort über einen längeren Zeitraum – unter Umständen über Stunden – ausgesaugt. Der sich dabei – durch das Alkaloid Arecolin – vermehrt entwickelnde Speichel wird von Zeit zu Zeit ausgespuckt.

Im Übrigen gibt es kaum eine Gelegenheit, bei der Betelbissen nicht gekaut werden: Bei Versammlungen, bei Festen, bei religiösen Veranstaltungen, nach der Mahlzeit – ja sogar im Schlaf werden die Betelprieme mitunter von den Konsumenten in die Wangentaschen eingeklemmt und ruhen dort, bis der Schlafende aufwacht.

In vielen Regionen ist es auch üblich, Gästen als Zeichen der Gastfreundschaft Betelbissen zu reichen – eine Ablehnung der Betelbissen von Seiten der Gäste gilt indes als grobe Unhöflichkeit.

Besonders auch bei Taxi- und Busfahrern, Bauarbeitern und Marktverkäufern ist Betel sehr beliebt – hilft es doch dabei, länger wach und konzentriert zu bleiben.

Die Betelbissen werden dabei immer an dieselbe Stelle in der Mundhöhle geschoben und dort stundenlang behalten und ausgesaugt – anschließend wird permanent ausgespuckt, denn ein Verschlucken des Betelbissens wäre aufgrund der Bestandteile nicht besonders magenfreundlich.

So verbreitet das Betelkauen in Südostasien ist, so allgegenwärtig sind auch die Betelbissen, die an jeder Ecke verkauft werden. In Städten, in Dörfern, in Gassen, auf dem Markt, kurz überall, werden die Betelprieme in der Regel von jungen Frauen angeboten. Auch Straßenhändler tragen die Betelbissen in um den Hals gehängten Schalen und verkaufen diese an Straßenkreuzungen an vorbeifahrende Autofahrer.

Ein Phänomen gibt es dagegen nur in Taiwan: Dort verkaufen sogenannte Betelnuss-Mädchen – leicht bekleidete Mädchen, die in mit Neonlicht beleuchteten Glaskästen „ausgestellt" sind – Betelbissen an die vorwiegend männliche Kundschaft. Dieses Phänomen hat eine Diskussion unter Frauenrechtlerinnen angefacht, die darin eine Ausbeutung der jungen Mädchen sehen.

Inhaltsstoffe der Betelnuss und deren Wirkung

Für die vielfältigen Wirkungen der Betelnuss sind hauptsächlich Alkaloide (Pyridinalkaloide) verantwortlich. Die Betelnuss enthält 0,3-0,6 % Alkaloide, bei diesen handelt es sich um Arecolin, Arecaidin, Arecilidin, Arecolidin, Guvacolin, Guvacin und Isoguvacin.

Der Wirkstoffgehalt in den Nüssen ist abhängig vom Wuchsort, vom Reifegrad, weiter von der Frische der Betelnuss und der Varietät und kann infolgedessen starken Schwankungen unterliegen.

Für die stimmungsaufhellende und euphorisierende Wirkung der Betelnuss ist v. a. Arecaidin verantwortlich, welches durch die Reaktion mit gelöschtem Kalk aus Arecolin (ölige Flüssigkeit, Methylester des Arecaidins) freigesetzt wird. Bei der Freisetzung von Arecaidin aus Arecolin entsteht außerdem noch das giftige Methanol, jedoch in so geringer Menge, dass seine toxische Wirkung nicht zum Tragen kommt.

Auch Guvacin trägt zur aufheiternden Wirkung bei, Guvacin wird aus Guvacolin ebenfalls durch den Zusatz von Kalk freigesetzt.

Der dem Betelbissen zugesetzte Kalk bewirkt, dass spätestens im Mund ein Großteil des Arecolins in Arecaidin sowie Guvacolin zu Guvacin umgewandelt wird. Alle Alkaloide haben die gleiche Grundstruktur und gehören zu einer ähnlichen Klasse wie das Nikotin (Pyridinalkaloide).

Arecolin, aus dem das wirksame Alkaloid Arecaidin freigesetzt wird, hat ein gänzlich anderes Wirkprofil als Arecaidin. So ist Arecolin ein starkes Parasympathomimetikum. Der Parasympathikus ist wiederum eine der Komponenten des vegetativen Nervensystems – er wird gelegentlich auch als „Ruhenerv" bezeichnet, da er dem Stoffwechsel, der Erholung und dem Aufbau körpereigener Reserven dient. Gegenteilige Funktionen werden vom Sympathikus gesteuert, der z. B. bei Stress eine Leistungssteigerung des Körpers bewirkt. Diese beiden Hauptkomponenten des vegetativen Nervensystems ergänzen sich als Gegenspieler. Als parasympathomimetischer Teil des Nervensystems wirkt Arecolin als Partialagonist an muskarinischen Acetylcholinrezeptoren.

Dies bedingt eine erhöhte sekretorische Aktivität der Drüsen, was z. B. zu erhöhtem Speichelfluss (ständiges Ausspucken) führt. Weitere Effekte der parasympathomimetischen Wirkung sind die Abnahme der Herzfrequenz, die Senkung des peripheren Gefäßwiderstandes, weiter eine Steigerung der Sekretion im Magen, in den Schweißdrüsen und in den Bronchien sowie die Zunahme des Tonus der glatten Muskulatur des Magen-Darm-Kanals.

Arecolin wird aber nur in geringem Ausmaß über die Mundschleimhaut resorbiert, weil beim Kauen ständig Umwandlung zu Arecaidin stattfindet – und Arecaidin ist weit weniger toxisch als Arecolin und ist vielmehr für die erwünschten Wirkungen verantwortlich.

Würde man den Betelbissen indes essen und dem Verdauungstrakt zukommen lassen, würde Arecolin in weit größerem Maße vom Körper resorbiert werden. Die Methode des Kauens mit Kalk stellt somit einen optimierten Prozess dar, der die toxischen Nebenwirkungen in Grenzen hält und dagegen ein Maximum an zentral stimulierender Wirkung ermöglicht.

Da die Methode des Betelkauens schon uralt ist, haben die Anwender wohl intuitiv gewusst, welche Form der Aufnahme die optimale ist – auch die Beigabe von Kalk wurde seit jeher praktiziert, was angesichts der fehlenden pharmakologischen Kenntnisse zur damaligen Zeit recht erstaunlich ist. Es waren sicherlich auch viele Versuche mit unterschiedlichen Priemzubereitungen erforderlich, bis man schließlich die ideale Darreichungsform fand.

Arecaidin – das, wie beschrieben, aus Arecolin durch die Einwirkung von Kalk freigesetzt wird – ist für die stimulierende Wirkung des Betelbissens verantwortlich. Arecaidin wirkt belebend, anregend, aphrodisierend und potenzsteigernd. Geistige und körperliche Leistungsfähigkeit nehmen zu, außerdem verbessern sich Denk- und Lernfähigkeit.

Ein Gefühl des allgemeinen Wohlbehagens breitet sich aus, der Betelkauer fühlt sich aufgeheitert und in gute Laune versetzt. Hierdurch ist auch die antidepressive und anxiolytische (angstlösende) Wirkung begründet.

Der Konsument ist in euphorischer Stimmung und in einen Zustand der Gelassenheit, der wohligen Wärme und der stoischen Ruhe versetzt. Gleichzeitig fühlt sich der Betelkauer leicht angeregt. Körper und Psyche kommen besser mit Stress zurecht, der Betelkauer reagiert vielmehr gleichmütig und gelassen auf jede Art von Strapazen und Belastungen. Müdigkeit, Appetit und Durst werden ausgebremst. Auch ein frischer Atem wird als Wirkung gelobt. Zusätzlich ist eine leicht berauschende (halluzinogene Wirkung) festzustellen – der erzeugte Rauschzustand ist abhängig von Alter, Varietät und Reifezustand der Nüsse. Junge, unreife Früchte können stärkere rauschartige Zustände erzeugen, auch spezielle Arten der Betelnüsse (z. B. toung-noo aus Myanmar sowie eine bestimmte Art, die auf den Molukken wächst) sind für ihre berauschende Wirkung bekannt. Nicht jeder Mensch verspürt dabei die gleichen oder alle genannten Wirkungen, da jede Person individuell auf die Wirkstoffe im Betelbissen reagiert.

Auch ist die Wirkung davon abhängig, ob man an den Genuss der Betelnuss gewöhnt ist oder nicht. Wie bereits erwähnt, ist Arecaidin verantwortlich für die psychostimulierende Wirkung, in geringerem Maße auch Guvacin.

Die Wirkung kommt dadurch zustande, dass Arecaidin und Guvacin die Wiederaufnahme (Reuptake) des Neurotransmitters GABA (Gammaaminobuttersäure) in die Nervenzellen verhindern, wodurch Zustände wie Euphorisierung und Stimulierung hervorgerufen werden.

Insgesamt gesehen wirkt der Betelbissen als typisches Aufputschmittel (Upper), seine Wirkung reicht aber keineswegs an starke Drogen heran. Neben Alkaloiden enthält die Betelnuss als Inhaltsstoffe Gerbstoffe vom Tannintyp (Phlobotannine, Gallsäure, Gallotanninsäure). Weitere Inhaltsstoffe sind Schleime, Harz, einfache Kohlenhydrate (Saccharose, Galactose, Mannose), Proteine, Saponine, Carotinoide, Mineralstoffe (Calcium, Eisen), Spurenelemente (Phosphor) sowie Lipide (fettes Öl mit Glyceriden der Palmitinsäure und der Stearinsäure).

Therapeutisch wird die Betelnuss heutzutage v. a. bei Eingeweidewürmern bei Rindern und Hunden eingesetzt. Die Alkaloide der Betelnuss töten Bandwürmer ab, z. B. den Schweinebandwurm (Taenia solium), ferner Spülwürmer (Ascariden), Madenwürmer (Oxyuren), weiter den großen Leberegel (Fascicla hepatica), den kleinen Leberegel (Dicroelium dentriticum) und den Riesendarmegel (Faciolepsis).

Die Wirkung kommt dadurch zustande, dass die Parasiten durch die Alkaloide gelähmt werden. Auf diese Weise verlieren sie ihren Halt an den Wänden des Darms und können mühelos mit dem Stuhl ausgeschieden werden.

Die Gerbstoffe in der Betelnuss können ferner zum Färben von Stoffen verwendet werden.

In der traditionellen chinesischen Medizin (TCM) wird die Betelnuss in geringen Dosen bei allen Arten von Stauungsprozessen im Körper verwendet sowie zur Ausleitung von Feuchtigkeit (bei geschwollenen und aufgedunsenen Körperteilen sowie bei Bauchwassersucht).

Auch im Kampf gegen die Malaria wird die Betelnuss eingesetzt.

In der ayurvedischen Medizin wird die Betelnuss bei Verdauungsstörungen, Nervenleiden, Durchfall, Hautjucken sowie als Wunddesinfiziens eingesetzt.

In der Volksmedizin wird die Betelnuss bei Ruhr, Malaria, Kopfschmerzen, Hautinfektionen und schlechtem Atem eingesetzt. Zusätzlich wird die Betelnuss zur Steigerung der Potenz verwendet, auch soll sie die Kommunikation mit den Göttern einleiten.

Erst kürzlich hat man im Rahmen einer wissenschaftlichen Studie zudem herausgefunden, dass an Schizophrenie erkrankte Männer, die Betelnüsse konsumieren, weniger und leichtere Positivsymptome der Schizophrenie aufweisen als diejenigen Männer, die keine Betelnüsse konsumieren. Dieser interessante Aspekt könnte möglicherweise in naher Zukunft auch therapeutisch genutzt werden.

Nebenwirkungen und Gefahren des Betelkonsum

Bei den Gefahren und Nebenwirkungen des Betelkauens muss zwischen akuten Nebenwirkungen und Langzeitfolgen unterschieden werden. Akute Nebenwirkungen, besonders bei Einnahme einer höheren Dosis, sind neben dem schon genannten erhöhten Speichelfluss ferner Schweißausbrüche, Bradykardie (langsame Herzfrequenz), Brennen im Mund- und Rachenraum, Schwindel, Magenbeschwerden, Brechreiz, Übelkeit sowie vermehrte Harnausscheidung. In seltenen Fällen kann es zu Psychosen kommen.

Bei Überdosierung kommt es in der Regel zu starkem Zittern, Desorientiertheit, Verwirrtheit, Panik, Pupillenerweiterung, Sehstörungen, Durchfall, Erbrechen, Verlangsamung der Herztätigkeit und Blutdruckabfall, weiterhin zu Krämpfen und Koliken. Der Tod erfolgt durch Herz- und Atemlähmung, dabei beträgt die tödliche Dosis üblicherweise 8-10 g der Samen.

Als Erste-Hilfe-Maßnahmen bei Überdosierung werden Aktivkohle und Natriumsulfat verabreicht (Aktivkohle absorbiert die Wirkstoffe, Natriumsulfat führt zu deren Ausscheidung). Atropin wirkt als direktes Gegengift (Antagonist vom Muskarin). Bei Aufnahme sehr großer Mengen an Betelnuss kann auch eine Magenspülung sinnvoll sein. Bei schweren Vergiftungen erfolgen Intubation und künstliche Beatmung. Bei Herzstillstand werden Herzmassage und Schocktherapie durchgeführt.

Die Funktion von Herz, Leber und Niere sind ständig zu überwachen. Auch soll reichlich Flüssigkeit gereicht werden.

Bei kontinuierlichem Konsum der Betelnuss kommt es – wie schon beschrieben – zunächst zu Läsionen und Verfärbungen der Mundschleimhaut, mit der Zeit aber zu schwersten chronischen Entzündungen der Mundschleimhaut (Mukositis). Weiter kommt es zur sogenannten Betelkauermukosa mit rotbrauner Verfärbung der Mundschleimhaut und krustigem Belag auf der Mundschleimhaut.

Die Mundhöhlenschleimhaut unterliegt an den bevorzugten Kaustellen ferner Atrophien (Gewebeschwund), Leukoplakie (Reizung und Verdickung der Schleimhaut) und Metoplasien (Umwandlung einer differenzierten Zell- oder Gewebeart in eine andere), aus der sich Krebs entwickeln kann. Weiter kommt es zu Fibrosen, das sind Vernarbungen der Mundschleimhaut, welche das Öffnen des Mundes und das Bewegen der Zunge einschränken, so dass der Sprechvorgang erschwert wird. Außerdem stellen die Fibrosen Vorstufen bestimmter Krebsarten (sogenannte Präkanzerosen) dar. Selbstredend ist, dass auch der zugesetzte gelöschte Kalk zu Schädigungen an Zähnen und Mundschleimhaut sowie zu Krusten auf Zähnen und Schleimhaut führen kann. Auch das vermehrte Auftreten von bestimmten Krebsarten ist auf langjährigen Konsum von Betelbissen zurückzuführen. Je länger und je häufiger Betel konsumiert wird, umso größer ist das Risiko der bösartigen Entartung von Zellen.

So kommt es bei chronischem Gebrauch der Betelnuss v. a. zu einer erhöhten Rate von Plattenepithelkarzinomen der Mundschleimhaut. Krebserkrankungen im Rachen- und Mundbereich treten weltweit in Südostasien am häufig-sten auf, bei 85 % der Krebserkrankten handelt es sich wiederum um Betelkauer. In Taiwan zählt bspw. Mundkrebs zu den zehn häufigsten Todesursachen. Der erhöhte und langjährige Konsum von Betel bedingt jedoch nicht nur lokale, sondern auch systemische Krebserkrankungen. So treten bspw. auch Speiseröhrenkrebs und hepatozelluläre (Leberzell-) Karzinome vermehrt auf – all diese Krebsarten sind schlecht behandelbar und haben eine schlechte Prognose. Bezüglich der erhöhten Rate von bestimmten Krebserkrankungen spielen Nitrosamine wie N-Nitrosoguvacin, N-Nitrosoguavacolin sowie weitere Nitrosamine eine entscheidende Rolle. Die Nitrosamine werden aus den Alkaloiden gebildet und können im Speichel von Betelkauern nachgewiesen werden, sie entstehen beim Kauen in Abhängigkeit von der Zubereitungsart.

Offenbar kann das in den Betelblättern enthaltene Hydroxychavicol die Bildung von Nitrosaminen teilweise verhindern, so dass sich der Zusatz von Betelblättern zum Betelbissen einmal mehr als sinnvoll erweist.

Auch wird diskutiert, dass die Entstehung von freien Radikalen aufgrund von Oxidationsprozessen (Oxidation von Gerbstoffen) für die erhöhte Krebsrate bei Betelkauern verantwortlich sein könnte. In Betelnüssen sind zwar auch Polyphenole mit tumorhemmender und immunsystemstimulierender Wirkung als Inhaltsstoffe nachweisbar – die Wirkung dieser Polyphenole ist aber oft nicht ausreichend, um die Entstehung von bestimmten Krebsarten zu verhindern. Neben den kanzerogenen Effekten wurden auch mutagene (erbgutverändernde) Effekte bei langjährigem Konsum von Betel festgestellt.

Die durch Betelkauen fortschreitende Degeneration der Zähne, die bis zum Ausfallen der gesamten Zähne führt, wurde bereits besprochen.

Weitere Nebenwirkungen bei chronischem Gebrauch sind Appetitlosigkeit, Verdauungsstörungen, Veränderungen der Speiseröhrenschleimhaut und Übelkeit. Betel führt mit der Zeit auch zu Veränderungen der Dünndarmschleimhaut, was eine unzureichende Aufnahme der Nahrung zur Folge hat (Malabsorption).

Natürlich spielt auch die Entwicklung von Abhängigkeit und Sucht bei chronischem Gebrauch bzw. Missbrauch eine entscheidende Rolle. So soll es Betelkauer geben, die zum Erreichen der gewünschten Wirkung kontinuierlich die Dosis steigern müssen und am Ende bis zu 50 Betelnüsse am Tag konsumieren.

Neben der gewöhnlichen Betelnuss gibt es außerdem ungewöhnlich starke, giftige oder rauscherzeugende Varianten. So gibt es z. B. in Myanmar neben der gewöhnlichen Betelnuss die stark rauscherzeugende Form „toung-nu".
Auf Java ist die stark giftige Varietät Areca catechu L. var. nigra zu finden.
Zum Schluss muss noch erwähnt werden, dass das ständige Ausspucken von Speichel nicht nur ein ästhetisches Problem ist, sondern dass auf diese Weise auch Infektionskrankheiten wie Tuberkulose übertragen und verbreitet werden können.

Zusammensetzung des Betelbissens

Die drei Hauptkomponenten des Betelbissens sind – wie wir bereits gelesen haben – das Betelblatt, die Betelnuss sowie gelöschter Kalk. Es hat gewiss viele Jahrhunderte gebraucht, um gerade diese Form des Betelbissens entstehen zu lassen und wahrscheinlich ist es erst nach vielen Versuchen gelungen, dem Betelbissen die jetzige Gestalt zu geben. Wie wir bereits gesehen haben, ist die Zusammensetzung des Betelbissens die optimierte Form, um toxische Stoffe (wie Arecolin, durch den Zusatz von gelöschtem Kalk) möglichst auszuschalten und dagegen die erwünschten Wirkstoffe in hoher Konzentration zu erhalten.

Betelblatt: Das Betelblatt stammt vom Betelpfeffer (piper betle L.), nicht von der Betelnusspalme. Beim Betelpfeffer handelt es sich um eine tropische Kletterpflanze. Betelblätter enthalten als Wirkstoffe hauptsächlich ätherisches Öl (Phenylpropanderivate). Meist sind Betelphenol und Eugenol die Hauptkomponenten. Die für den Betelbissen genutzten Blätter haben einen hohen Gehalt an Eugenol (auch in Gewürznelken vorhanden), so dass diese beim Zerreiben intensiv nach Gewürznelken duften und schmecken.

Für ihre Verwendung müssen die Blätter möglichst frisch sein. Das Betelpfefferblatt schmeckt erfrischend aromatisch und wirkt durch das ätherische Öl schwach lokalanästhetisch, desinfizierend und verdauungsfördernd. Durch das enthaltene Eugenol wird ein betäubendes Gefühl im Mund verursacht.

Das Betelblatt überdeckt durch sein erfrischendes Aroma den stark bitteren Geschmack der Betelnuss, außerdem wirken die ätherische Öle im Betelblatt gegen Magenbeschwerden, so dass die durch die Betelnuss häufig verursachte Übelkeit wirksam bekämpft werden kann.

Ende der Leseprobe